치료사는 물론 일반인도 이해하기 쉬운 마법의 교과서

해부생리학에 기초한 스트레칭 마스터

KAIBOUSEIRI & STRETCH MASTER
ⓒ TAKESHI UEHARA 2020
Originally published in Japan in 2020 by KASAKURA PUBLISHING CO., Ltd., TOKYO.
Korean Characters translation rights arranged with KASAKURA PUBLISHING CO., Ltd., TOKYO,
through TOHAN CORPORATION, TOKYO and Imprima Korea Agency, SEOUL.

이 책의 한국어판 저작권은 TOHAN CORPORATION, TOKYO와 Imprima Korea Agency를 통해 KASAKURA
PUBLISHING CO., Ltd.와의 독점계약으로 전나무숲에 있습니다.
저작권법에 의해 한국 내에서 보호를 받는 저작물이므로 무단전재와 무단복제를 금합니다.

치료사는 물론 일반인도
이해하기 쉬운 마법의 교과서

해부생리학에 기초한 스트레칭 마스터

우에하라 다케시 지음 | 이시이 나오카타 감수 | 배영진 옮김

전나무숲

"선생님, 해부생리학 책을 추천해주시겠어요?"

해마다 2,000명이 넘는 치료사(therapist)들이 내가 개최하는 워크숍에 참가하는데, 매번 이런 질문을 받는다. 재미있는 점은 그들 대부분이 관련 책자를 이미 가지고 있다는 것이다. 그리고 이야기를 더 나누다 보면, 책을 추천받고 싶다기보다 공부 방법을 더 알고 싶은 속내가 느껴진다.

이럴 때 나는 지도를 예로 들어 이야기한다. 평소 익숙한 지역, 즉 자신이 사는 동네나 자주 다니는 전철역 주변처럼 낯익은 지역의 지도는 바로 알아볼 수 있다. 그러나 전혀 가본 적이 없는 곳의 지도는 한참을 봐도 어디가 어딘지 좀처럼 감이 잡히지 않는다. 이는 지도 자체에 문제가 있는 것이 아니라, 같은 지도라도 보는 사람이 처한 상황에 따라 알아보기 쉽거나 알아보기 어려울 수 있다는 말이다. 만약 한 번이라도 가본 지역이라면 그 지역에 대한 인상이 남아 있어 그 지역의 지도를 보면 이해는 할 수 있다.

해부생리학 책도 마찬가지다. 인체에 대한 지식을 이미 숙지한 사람이 책을 읽을 때와 그렇지 않은 이가 책을 읽을 때는 이해하는 정도가 사뭇 다르다. 그렇다면 위의 질문을 던진 치료사들에게 필요한 건 해부생리학에 대해 알기 쉬운 책이 아니라, **지도로 말하면 실제로 그 장소를 찾아가는 것이다. 인체를 직접 만지고, 움직이며, 이해하는 것이다.** 그렇게 함으로써 지식을 그냥 외워버리는

4

'암기'가 아니라, 몸에 배어드는 '이미지'를 느끼고 지식을 깨달을 수 있으리라 생각한다.

이 책에서 해부생리학이라는 어려운 주제를 **실기 위주의 스트레칭**과 합친 배경에는 이와 같은 이유가 있다. 더불어 이 책이 인체 구조를 깊이 공감함으로써 시술 현장에서 도움이 되기를 기대한다. 그리고 스트레칭을 통해 인체의 여기저기를 여행하는 듯한 '친근감'을 느끼길 바란다.

_ 우에하라 다케시

제2장 어깨 결림의 개선

제3장 팔의 피로 개선

제4장 요통의 개선

엉덩이의 피로 개선

제8장 종아리의 피로 개선

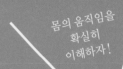

몸의 움직임을
확실히
이해하자!

근육·관절·뼈·신경의 연관성을 알자

몸의 움직임을 이해하는 데서 모든 게 시작된다

스트레칭의 목적은 여러 가지가 있지만, 스트레칭이 인체의 '움직임'과 관계 있다는 점을 알아야 한다. 마사지 전문 치료사는 기본적으로 근육의 단단함이나 결림 등 신체 조직의 상태에 관심을 갖지만 운동선수가 경기력을 향상하는 것도, 고령자의 걸음을 안정시켜서 자세를 좋게 하는 것도 모두 몸의 움직임을 이해하는 데서부터 시작되기 때문이다.

그러나 이같이 '움직임을 좋게 한다'는 관점으로 고객을 대하는 치료사는 별로 없다. 만약 치료사가 스트레칭을 익힐 때 몸의 움직임을 깊이 이해하면 기술적으로 능숙해진다는 점을 알아야 한다.

그러면 도대체 '움직임'은 어떤 메커니즘으로 일어나는 것일까?

몸의 움직임은 '근육·관절·뼈· 신경조직의 팀워크'로 이루어진다

스트레칭 하면 맨 먼저 근육 이완을 떠올리는데, 사실 **몸의 움직임은 '관절'의 동작이다. 관절이란 뼈와 뼈가 서로 맞닿아 연결된 곳이며, 그런 관절을 움직이는 것이 근육이다.** 그리고 근육에 "움직여라!" 하고 **명령을 전달하는 것이 신경**이다. 즉 **몸의 움직임을 이해하려면 근육뿐만 아니라 관련 부위들의 협동 체계에 공감해야 한다.**

그런데 이 협동 체계가 무너지면 어떻게 될까? 스포츠 팀에 비유해보자. 국내 최강의 축구팀이 있고 여러분 가운데 누군가가 그 팀의 감독이라고 치자. 시즌을 코앞에 둔 상황에서 점검해보니 선수들의 컨디션은 아주 좋고 경기 준비도 철저히 했는데, 딱 한 가지 문제가 있다. 바로 '선수들의 팀워크가 나쁘다'는 것이다.

거듭 밝히지만, 실력이 막강한 선수들이 모여 있고, 선수들 각각의 컨디션도 매우 좋다. 하지만 선수들 사이가 나빠서 팀워크가 제대로 발휘되지 않는다면, 이 상태로 경기에 나가서 이길 수 있을까? 물론, 이길 수 없다. 그러나 주변 사람들은 이해하지 못한다. 선수 개개인을 보면 문제가 없기 때문이다. 이 경우 감독은 "이토록 좋은 선수들을 데리고 왜 이기지 못하느냐?" 하는 질

타를 받게 된다.

우리 몸에서도 이 같은 현상이 일어난다. 근육엔 문제가 없고, 엑스선사진 상 뼈와 관절에도 이상이 없고, 신경질환도 없는데 허리가 아팠던 적은 없는 가? 요컨대, **아무리 개별 조직에 문제가 없어도 관련 조직들이 협업하지 못하면 부 진이 발생하기 마련이다.** 이런 상황은 요통뿐만 아니라 원인 불명의 어깨 결림, 오십견, 무릎 통증, 잘못된 수면 자세로 생긴 목의 통증 등을 일으킬 수 있다.

물론 뚜렷한 원인이 있을 때 사람들은 의사나 물리치료사(국가자격 소유자)를 찾는다. 하지만 이같이 **'특별한 문제가 없는데도 증상이 있는'** 경우엔 대부분 우 리 치료사들을 찾아온다.

내가 이 책의 주제로 해부생리학과 스트레칭을 선택한 이유는, **스트레칭의 제일 큰 매력이 몸의 움직임에 관여하는 근육 · 관절 · 뼈 · 신경조직의 제휴, 즉 팀워 크를 좋게 하는 데 있기 때문이다**(상세한 효과와 작용 등의 이론은 차차 소개하겠다). 실제로 스트레칭을 시술한 결과, 통증이 줄어드는 것은 기본이고 몸을 잘 쓰 게 되거나 그전엔 할 수 없었던 동작을 할 수 있게 되는, 몰라볼 정도의 결과 가 나타난 고객도 있다. 본인이 체감하는 것은 물론, 주위에서도 그 변화를 한눈에 알아볼 정도였다.

그러나 "늘 스트레칭을 하는데 나아지지 않는다"는 사람도 있을 것이다. 그 럴 수 있다! 이런 사람들은 스트레칭을 하나의 수단으로 받아들이지 않고 목 적으로 생각했기에 본래의 효력을 느끼기가 어려웠을 것이다.

고객이 불편함을 느끼는 상황에서 어떤 스트레칭을 어떻게 할지를 명확히 안 다면, 요리사가 다양한 식칼을 구분해 사용하는 것처럼, **각각의 증상에 맞게끔 시술할 수 있다.** 고객의 요구를 정확히 짚어주는 시술, 얼마나 매력적인 일인가.

요즘도 나는 '가라다 주크(からだ塾. 몸 학원)'와 '매직 핸즈 테라피스트 아카 데미(Magic Hands THERAPIST ACADEMY)'라는, 치료사들을 위한 해부생리학 학원을 운영하면서 해부생리학을 강의하고 있다.

제1장

스마트폰 사용으로
목에 생기는 불편함이
복잡해졌어요!

목 결림의 개선

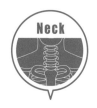

1-1
목이 결리는 이유

먼저, 목부터 살펴보자. 목에서 느껴지는 결림이나 피로감은 신기하게도 목의 앞쪽이 아닌 항상 뒤쪽에서 느껴진다. 그 이유로는 목에 걸리는 독특한 부담을 들 수 있다.

다음과 같이 상상해보자. 얼굴을 정면으로 향한 채 몸에서 힘을 빼면 어떻게 될까? 머리의 무게 때문에 목이 앞쪽으로 꺾일 것이다. 이는 다음 사진과 같이 목뼈[경추]가 **몸의 뒤쪽에 위치**해서 생기는 현상이다.

즉 **목은 머리를 뒤로 계속 당김**으로써 굳어져버린다.

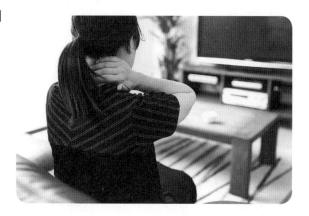

스마트폰을 들여다볼 때의 목갈비근(사각근)

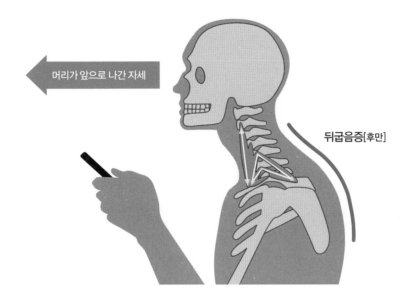

머리가 앞으로 나간 자세

뒤굽음증(후만)

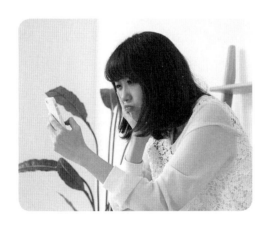

스마트폰을 볼 때 등이 새우등처럼 굽으면 목갈비근이 뒤로 당겨지면서 긴장된다. 목갈비근 자체에 축적된 부담 때문에 이 근육이 단단해지면 목의 통증, 두통, 팔 저림 등 여러 증상이 나타나는 '목갈비근 증후군'에 걸릴 수 있다.

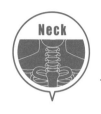

1-2
스마트폰 목이란 무엇인가?

또 하나의 원인은 **스마트폰을 비롯한 휴대전화나 PC의 과도한 사용**이다. 이런 기기를 조작할 때 우리는 머리를 고정한 채 오로지 눈(안구)만 움직이는데, 휴대전화가 없었던 시절에는 이렇게까지 일상에서 고개를 장시간 '움직이지 않은' 적이 없었다. 이같이 기술의 진화에 몸이 따라가지 못하여 나타나는 불편한 증상이 실제로 많으리라고 나는 생각한다. 특히 목이 기울어진 사람이 늘었다는 이야기는 이미 널리 알려졌다.

이른바, **스마트폰 목**에서 부하(負荷)가 걸리는 근육은 뒤통수밑근군[후두하근군]이다. 이 근육들은 상당히 복잡하게 얽혀 있으며, **오랫동안 움직이지 않으면 점점 굳어진다.** 우리 목은 정교한 동작이 가능한 구조로 이루어져 있다. 하지만 이렇게 뛰어난 기능도 스마트폰이나 PC의 과도한 사용으로 목 근육이 단단해지면 점점 퇴화할 수 있다.

뒤통수밑근군(후두하근군)

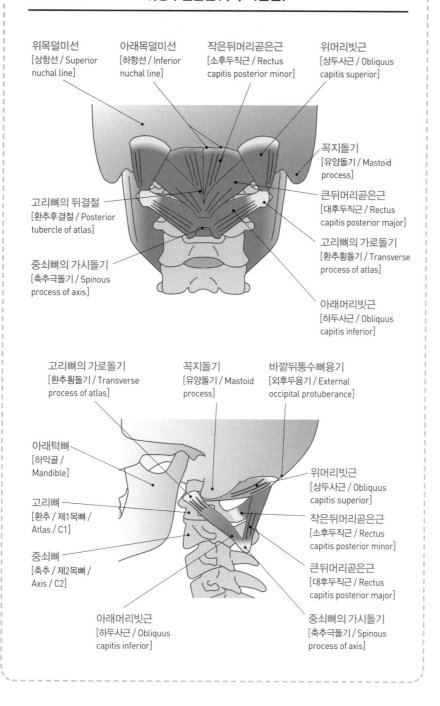

위목덜미선
[상항선 / Superior nuchal line]

아래목덜미선
[하항선 / Inferior nuchal line]

작은뒤머리곧은근
[소후두직근 / Rectus capitis posterior minor]

위머리빗근
[상두사근 / Obliquus capitis superior]

꼭지돌기
[유양돌기 / Mastoid process]

고리뼈의 뒤결절
[환추후결절 / Posterior tubercle of atlas]

큰뒤머리곧은근
[대후두직근 / Rectus capitis posterior major]

고리뼈의 가로돌기
[환추횡돌기 / Transverse process of atlas]

중쇠뼈의 가시돌기
[축추극돌기 / Spinous process of axis]

아래머리빗근
[하두사근 / Obliquus capitis inferior]

고리뼈의 가로돌기
[환추횡돌기 / Transverse process of atlas]

꼭지돌기
[유양돌기 / Mastoid process]

바깥뒤통수뼈융기
[외후두융기 / External occipital protuberance]

아래턱뼈
[하악골 / Mandible]

위머리빗근
[상두사근 / Obliquus capitis superior]

고리뼈
[환추 / 제1목뼈 / Atlas / C1]

작은뒤머리곧은근
[소후두직근 / Rectus capitis posterior minor]

중쇠뼈
[축추 / 제2목뼈 / Axis / C2]

큰뒤머리곧은근
[대후두직근 / Rectus capitis posterior major]

아래머리빗근
[하두사근 / Obliquus capitis inferior]

중쇠뼈의 가시돌기
[축추극돌기 / Spinous process of axis]

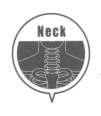

1-3
목의 움직임 점검하기

앞에서도 강조했지만, 몸은 '움직임'이 중요하다. 그러면 목은 어떻게 움직일까?

목은 여러 방향으로 움직이는 대표적인 부위다. 평소에는 무의식적으로 움직이지만, 자세히 보면 옆 페이지의 그림처럼 **여러 동작들이 단독적으로 또는 복합적으로 이루어진다.** '굽힘[굴곡]과 폄[신전]', '오른쪽돌림[우회선]과 왼쪽돌림[좌회선]', '오른쪽옆굽힘[우측굴]과 왼쪽옆굽힘[좌측굴]'은 대칭적인 움직임이다.

이어지는 내용은 이러한 몸짓 가운데서 중요한 요소들을 골라내 그것들을 실제로 움직이는 '근육'에 초점을 맞추어 살펴본다. 각 동작에는 **'정상 가동범위'라는, 이른바 평균치 움직임**이 있으니 실제 가동범위와 얼마나 차이가 나는지를 관찰할 필요가 있다.

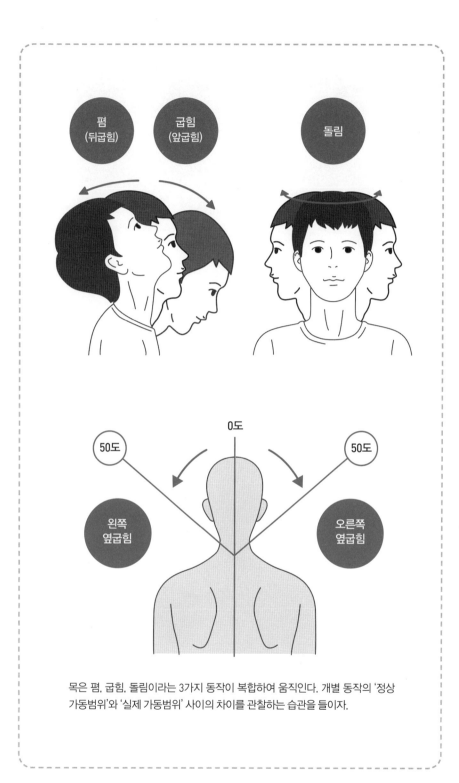

목은 폄, 굽힘, 돌림이라는 3가지 동작이 복합하여 움직인다. 개별 동작의 '정상 가동범위'와 '실제 가동범위' 사이의 차이를 관찰하는 습관을 들이자.

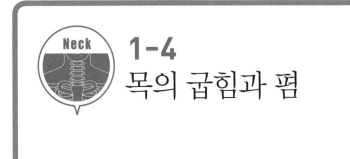

목의 움직임 중에서 먼저 굽힘과 폄을 살펴보자. 바닥을 향하는 움직임이 굽힘이고, 천장을 향하는 움직임이 폄이다. **정면을 바라보는 상태를 0도라고 하면 정상 가동범위는 접힘이 60도, 폄이 50도다.** 목이 정상 가동범위보다 좁게 움

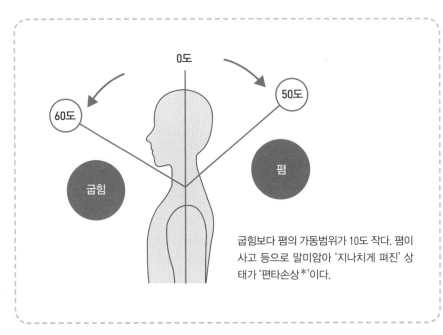

0도

50도

60도

폄

굽힘

*
편타손상(鞭打損傷):
자동차가 서로 충돌
했을 때 강한 충격으
로 인하여 목이 앞뒤
로 강하게 흔들려 생
기는 장애.

굽힘보다 폄의 가동범위가 10도 작다. 폄이 사고 등으로 말미암아 '지나치게 펴진' 상태가 '편타손상*'이다.

직이면 '단단하다'고 하고, 그 이상으로 움직이면 '부드럽다'고 할 수 있다. 이 때의 각도는 고니오미터(goniometer)라는 각도계로 측정한다. 그렇지만 가동범위 측정에 익숙해지면 움직임만 봐도 단단한지 부드러운지를 판단할 수 있으니, **평소에 각 관절의 정상 가동범위를 기억하면서 움직임을 살피는 습관을 들이자.**

그다음에 관찰할 곳은 '근육'이다. **굽힘과 폄이 제멋대로 이루어지는 것이 아니라 고유 근육이 각각의 움직임을 실제로 일으킨다**(목의 굽힘에 관여하는 근육에 대해서는 27쪽, 29쪽에 자세히 설명되어 있다).

일단 **목빗근[흉쇄유돌근]**부터 보자. 무심코 고개를 돌렸을 때 목 앞쪽으로 도드라지는 근육이 목빗근이다. 이 근육은 좌우 중 하나가 작용(수축)하면 뒤에서 설명할 돌림이나 옆굽힘[측굴]을 일으키지만, 좌우가 동시에 수축하면 굽힘이라는 움직임을 일으킨다. **모양 자체가 매우 가늘어서 마사지하기가 꽤 까다로**

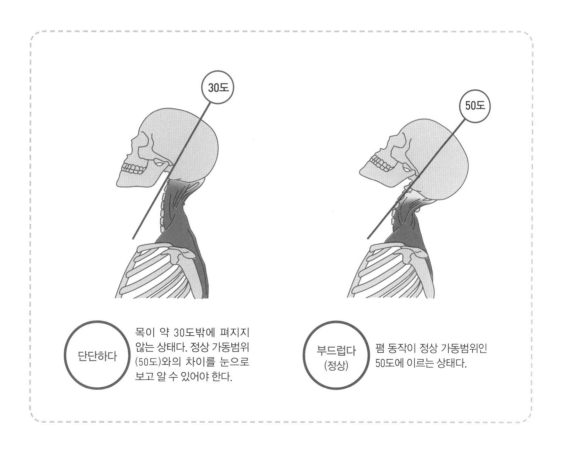

30도

50도

단단하다 — 목이 약 30도밖에 펴지지 않는 상태다. 정상 가동범위 (50도)와의 차이를 눈으로 보고 알 수 있어야 한다.

부드럽다 (정상) — 폄 동작이 정상 가동범위인 50도에 이르는 상태다.

운 근육이므로 **스트레칭이 더 효과적**이라고 할 수 있다.

목빗근의 이상(異常)으로 예상되는 증상

- **잘못된 수면 자세로 생긴 목 통증(또는 편타손상)**
- **기운 목[사경]**

※ 근육에는 '시작[기시 · 이는곳]'과 '끝[정지 · 닿는곳]'이라는 부위가 있는데, 이는 골격근의 끄트머리가 뼈 등에 부착되는 장소를 가리킨다.

시작 몸의 중심에 가까운 쪽, 또는 그 근육이 수축했을 때 움직임이 적은 쪽으로, 기시 혹은 이는곳이라고도 한다.

끝 몸의 중심에서 먼 쪽, 또는 그 근육이 수축했을 때 움직임이 큰 쪽으로, 정지 혹은 닿는곳이라고도 한다.

※ 척추뼈의 기호 표기는 아래와 같다. 이 책에서는 꼬리뼈[미추]에 대해서는 다루지 않으므로 C는 목뼈[경추]를 의미한다.

- 목뼈[경추]   : C(C1~C7)
- 가슴뼈[흉추] : T(T1~T12)
- 허리뼈[요추] : L(L1~L5)
- 엉치뼈[천추] : S(S1~S5)
- 꼬리뼈[미추] : C(C1~C4)

목빗근[흉쇄유돌근]
Sternocleidomastoid

고개를 옆으로 돌릴 때 드러나는 근육으로, 목 근육 중 가장 돋보입니다. 빗장뼈머리[쇄골두]와 복장뼈머리[흉골두]로부터 시작하니 손으로 만져서 두 머리를 분별해봐요!

시작
- **복장뼈머리** : 복장뼈자루의 앞면 위모서리
- **빗장뼈머리** : 빗장뼈 안쪽 1/3 위모서리, 앞면

끝

꼭지돌기의 가쪽면,
뒤통수뼈 위목덜미선
가쪽 절반

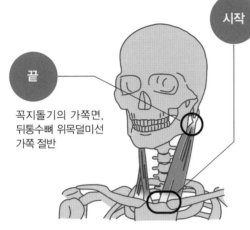

지배 신경

더부신경척수뿌리[부신경척수근]의 목신경[경신경]
앞가지(C2~C3)

작용

머리를 앞으로 움직이거나 목을 펼 때, 목을 좌우 중 한쪽에서 반대쪽으로 돌릴 때, 노력호흡(자발적으로 최대한 크고 빠르게 하는 호흡)을 할 때 복장뼈와 빗장뼈를 들어올린다.

근육을 찾아보자!

1 복장뼈머리를 관찰한다
시작과 끝 부위를 의식하면서, 드러난 복장뼈머리를 확인하자.

2 빗장뼈머리를 관찰한다
빗장뼈머리는 찾기가 조금 까다로우므로 고객에게 힘을 넣도록 부탁하여 확인하자.

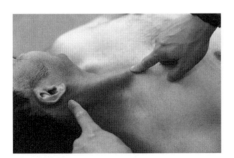
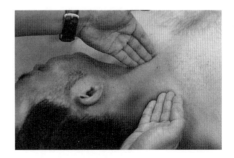

다음은 **목갈비근[사각근]**인데, 이는 앞·중간·뒤로 이루어진 근육의 총칭이다. 이 세 근육은 저마다 다른 구실을 한다. 즉 앞목갈비근은 팔로 향하는 신경과 혈관의 통로이며, 중간목갈비근은 목의 안정감과 자세를 유지하고, 뒤목갈비근은 호흡 작용을 보조한다. **목빗근보다 깊은 곳에 있어서 손으로 만졌을 때 잘 느껴지지 않는 근육**이다. 또한 가슴문증후군[흉곽출구증후군] 등의 만성질환과 관련이 있을 수도 있기에 **직접 만져서 접근하려면 숙련된 기술이 필요하다.**

목갈비근의 이상으로 예상되는 증상

- **잘못된 수면 자세로 생긴 목 통증(또는 편타손상)**
- **가슴문증후군**
- **자세 불량**

앞목갈비근[전사각근]

Scalenus anterior

목뼈에 제1갈비뼈[늑골]를 끌어올리는 호흡근으로서 일을 하고, 반대로 제1갈비뼈에 목뼈를 접근시키는 일도 하는 근육이지요!

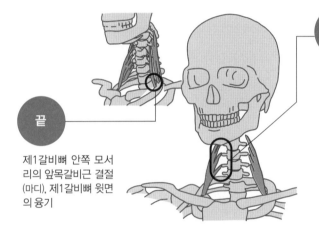

시작 C3~C6 가로돌기 앞결절(앞마디)

끝 제1갈비뼈 안쪽 모서리의 앞목갈비근 결절 (마디), 제1갈비뼈 윗면의 융기

지배 신경
- - - - - - - - - - - - - - - - - - - -
목신경 앞가지 (C5~C7)

작용
- - - - - - - - - - - - - - - - - - - -
제1갈비뼈의 들어올리기, 목뼈의 굽힘(보조적 작용), 좌우 중 어느 한쪽으로의 옆굽힘, 반대쪽으로의 돌림 등을 주도한다.

근육을 찾아보자!

1 근육 수축을 만져서 느낀다
목빗근의 빗장뼈 부분과 등세모근[승모근]의 상부 근섬유 사이를 손가락으로 만진다. 목을 가볍게 굽히게 하거나 가슴호흡을 시키면 근육의 수축을 느낄 수 있다.

2 목갈비근구멍[사각근극]을 만져서 진단한다
앞목갈비근과 중간목갈비근 사이의 목갈비근구멍을 통해서 팔신경얼기[완신경총]가 팔을 향해 뻗어나가 있으므로, 이를 만져서 진찰하면 팔에 저림 현상이 나타난다.

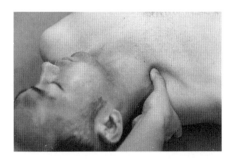

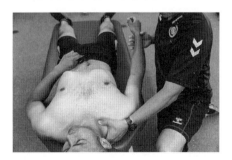

폄은 목이 위쪽을 향하는 동작인데, 18쪽에서도 설명했듯이 중력이 작용하는 목에는 정면을 향하는 행위만으로도 폄 동작이 이루어진다.

목의 폄에 관여하는 근육 중에서 **등세모근[승모근]**은 너무나 유명해서 치료사라면 누구나 잘 아는 근육이다. 옆 페이지의 그림처럼 **그 넓이가 꽤 넓은 만큼 다양한 동작에 관여**한다. 그 동작이 목뿐만 아니라 어깨뼈, 몸통과도 관련되어 있어서 **쉬이 피로해지고 뻐근해지는 특징**이 있다. 바꿔 말하면, 제대로 접근하면 낼 수 있는 효과도 크다.

그러나 아쉽게도 이 근육의 시작과 끝 부위를 정확히 손으로 만져서 진찰할 수 있는 치료사가 그리 많지 않다. 등세모근은 물론이고, 각 근육의 움직임을 명확히 파악할 것을 마음에 깊이 새겨두자.

등세모근의 이상으로 예상되는 증상

- **잘못된 수면 자세로 생긴 목 통증(또는 편타손상)**
- **어깨 결림, 목 결림**
- **자세 불량, 새우등, 심하게 굽은 등**
- **어깨뼈 운동장애**
- **긴장성 두통**

등세모근[승모근]
Trapezius

> 삼각형의 편평한 근육이고, 상부·중부·하부 근섬유로 이루어져 있는데 중부 근섬유가 가장 폭이 넓고 힘이 셉니다. 어깨 결림을 일으키는 근육으로도 유명해요!

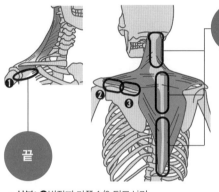

시작
- **상부:** 바깥뒤통수뼈 융기, 뒤통수뼈 위목덜미선 안쪽 1/3, 목덜미인대[항인대]
- **중부:** C7~T3의 가시돌기, 가시끝인대[극상인대]
- **하부:** T4~T12의 가시돌기, 가시끝인대

지배 신경

목신경얼기[경신경총] 앞가지(C2~C4),
부신경 바깥가지

작용

- **전체:** 어깨뼈의 위쪽 돌림, 모음을 주도한다.
- **상부:** 어깨뼈의 들어올림, 한쪽 빗장뼈의 들어올림과 후퇴, 머리·목의 폄을 주도한다.
- **중부:** 어깨뼈의 모음을 주도하고, 위쪽으로의 돌림을 보조한다.
- **하부:** 어깨뼈의 끌어내림, 모음, 위쪽으로의 돌림을 주도한다.

끝
- **상부:** ❶빗장뼈 가쪽 1/3 뒤모서리
- **중부:** ❷어깨마루[견봉] 안쪽 모서리, 어깨뼈가시[견갑극] 뒤쪽 위모서리
- **하부:** ❸어깨뼈가시 안쪽 모서리에서부터 안쪽 1/3의 결절

근육을 찾아보자!

1 전체의 상태를 파악한다
양 팔꿈치와 같은 높이를 어림잡아서 T12 가시돌기를 찾아내 뒤통수뼈까지의 거리를 확인하자.

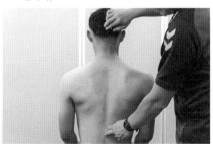

2 빗장뼈에 있는 끝 부위도 잊지 말자
등세모근은 주로 등에 붙어 있지만, 상부 근섬유는 빗장뼈까지 뻗어 있다.

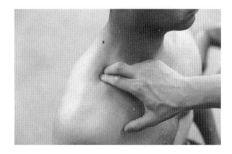

등세모근 다음으로 살펴볼 근육은 **널판근[판상근]**이다. 이 근육은 비교적 길이가 짧은 머리널판근과 길이가 긴 목널판근으로 나뉜다. 대개의 근육은 등세모근처럼 몸의 중심에서 가쪽으로 두꺼워지는데, 이 근육은 **척추 쪽을 향해서 가늘어진다**는 점이 특징이다.

특히 오일을 쓰는 시술에서는 목부터 어깨까지 넓게 펼쳐나가는 손 기술을 많이 쓰는데, 그렇게 하면 널판근 같은 근육을 놓칠 수 있어서 모처럼 발휘한 솜씨의 효과가 반감하고 만다. 걸핏하면 새로운 기교나 시술법을 찾는 치료사들이 있는데, 나는 그들에게 "**해부학적 위치나 근육이 뻗어나간 특성을 이해함으로써 이미 익힌 손 기술을 한층 더 갈고 닦는 것을 먼저 하라**"고 조언한다.

널판근의 이상으로 예상되는 증상
- **잘못된 수면 자세로 생긴 목 통증(또는 편타손상)**
- **자세 불량**
- **목 결림**
- **긴장성 두통**

머리널판근[두판상근]
Splenius capitis

머리·목 부위의 가장 얕은 층에 있는 등 근육이에요. 아래쪽 부분이 마름근[능형근]과 등세모근에 덮여 있으므로 위쪽부터 만져가는 것이 편해요!

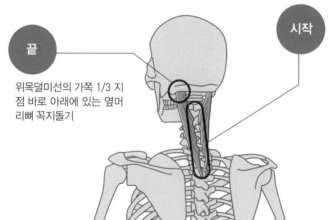

끝
위목덜미선의 가쪽 1/3 지점 바로 아래에 있는 옆머리뼈 꼭지돌기

시작
목덜미인대[항인대] 아래 절반 C3~T2 또는 T3 가시돌기

지배 신경

목신경 뒷가지의 가쪽가지 (C2~C5)

작용

머리·목 부위의 폄, 같은 쪽으로의 돌림 및 옆굽힘을 주도한다.

근육을 찾아보자!

1　전체의 상태를 파악한다
시작과 끝 부위를 확인한 후 목을 약간 뒤로 펴게 함과 동시에 이 동작에 저항하는 힘을 가하면 근육의 수축을 느낄 수 있다.

2　근육을 손으로 만져서 진찰한다
등세모근처럼 가쪽으로 퍼져나가지 않고, 등골뼈 쪽으로 향하도록 손으로 만지면서 움직여보자.

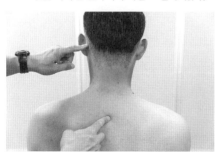

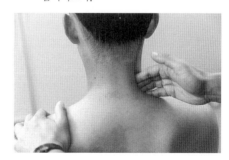

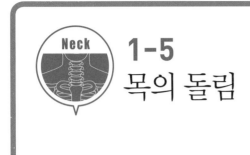

1-5
목의 돌림

몸체를 정면으로 향한 채 얼굴만 오른쪽과 왼쪽으로 돌리는 동작을 **돌림[회선]**이라고 한다. 정상 가동범위는 좌우 각각 60도인데, 목 주변이 뻣뻣한 사람은 자신도 모르게 몸통이 함께 돌아가버린다. 이런 몸놀림을 **'보상(補償)동작'** 이라고 일컫는다. 부상을 방지하기 위해 목과 몸통을 함께 돌리는 보상동작은 '다른 부위가 대신한다'는 좋은 의미로 해석될 수도 있지만, 유연성의 관점에서는 나쁜 현상으로 인식된다. **유연성을 볼 때는 가장 먼저 각 관절이 단독으로 얼**

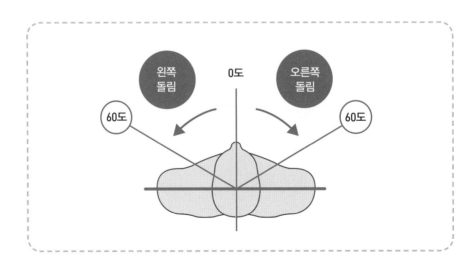

마나 움직일 수 있는지를 알아내야 한다. 그리고 일상생활에서는 여러 관절이 동시에 복합적으로 몸을 놀리기 때문에 '단독에서 복합으로' 단계를 높여가며 학습하는 것이 좋다.

<table>
<tr><td>★ 접근해야 할 근육 ★</td><td>목의 돌림 / 널판근[판상근]</td></tr>
</table>

목의 돌림과 관계있는 근육으로는 앞서 설명한 널판근[판상근]을 들 수 있다. **이 근육은 좌우로 나뉘는데, 동시에 작용하면 폄 동작이 되며, 좌우 중 어느 한쪽이 작용했을 때는 돌림 동작이 된다.**

이렇게 좌우에 존재하는 근육은 동시에 수축하느냐 한 쪽만 수축하느냐에 따라 몸의 움직임이 달라질 수 있으니 헷갈리지 않도록 주의하자.

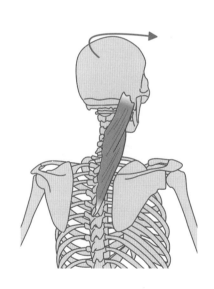

목과 어깨를 잇는 근육. 이 부분이 피로해져 단단해지면 두통이 나타나기도 한다.

목의 돌림 / 목빗근〔흉쇄유돌근〕

여기서 질문이다. 머리를 오른쪽으로 돌릴 때는 같은 쪽의 근육만 작용할까? 앞서 설명한 널판근은 분명히 그러하다. 그렇지만 머리를 오른쪽으로 돌릴 때 왼쪽 근육이 작용하는 예가 있다. 그중 하나가 목빗근[흉쇄유돌근]이다. 아래 그림처럼 목이 오른쪽을 향할 때 작용하는 근육은 왼쪽 목빗근이다.

이렇듯 **동작 방향과는 반대쪽에 위치한 근육에 접근해야 하는 경우가 있다**는 점도 기억해두자. 아까 설명한 '좌우 동시 수축'과 '한 쪽만 수축'의 차이점도 함께 익혀두자.

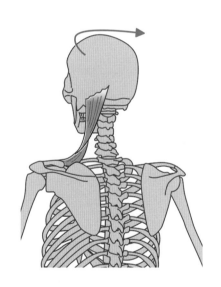

목을 오른쪽으로 돌릴 때 왼쪽 목빗근을 만져보면 수축하는 것을 느낄 수 있다.

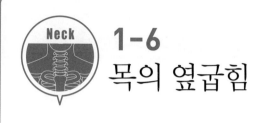

1-6
목의 옆굽힘

얼굴을 정면으로 향한 채 귀를 어깨에 접근시키는 동작이 **목의 옆굽힘**이다. 돌림과 마찬가지로 좌우의 정상 가동범위가 똑같으며, 옆굽힘의 경우는 50도다. **주로 쓰이는 근육은 목빗근과 목갈비근**이다. 이들 근육은 움직이고자 하는 방향과 같은 쪽이 수축함으로써 동작을 일으킨다.

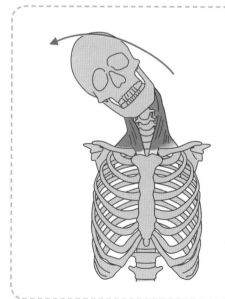

목빗근과 앞목갈비근은 마사지하기가 까다로운 근육이므로 스트레칭으로 접근하는 편이 효과적이다.

목 스트레칭 실기 편

목 결림의 개선에 효과적인 스트레칭

드디어 기대하던 실기 편이다. 맨 먼저, 고객이 스스로 할 수 있는 동작부터 살펴보자. 아래 그림은 목갈비근의 이완에 효과적인 스트레칭이다. 양손을 등 뒤에서 깍지 낀 뒤에 가슴을 내밀어서 어깨뼈의 모음[내전]을 실행한다.

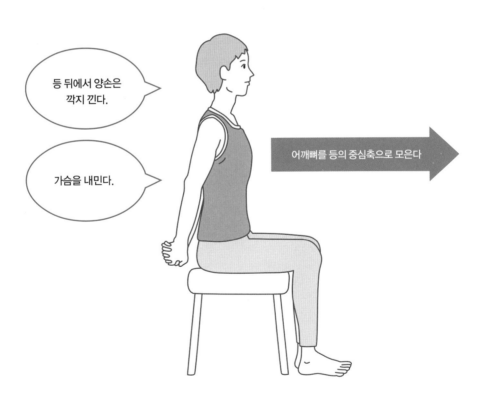

다음은 퍼스널 스트레칭(전문가의 일대일 시술)에서 할 수 있는 동작을 살펴보자. 먼저 목 뒤쪽 근육부터 보자. 이해하기가 조금 어렵겠지만, 미묘하게 방향을 바꾸어가는 것이 요령이다.

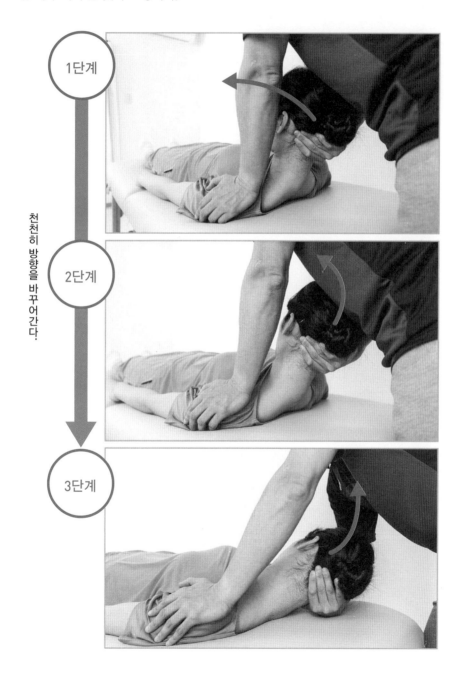

같은 스트레칭을 다른 각도로 시도해보자.

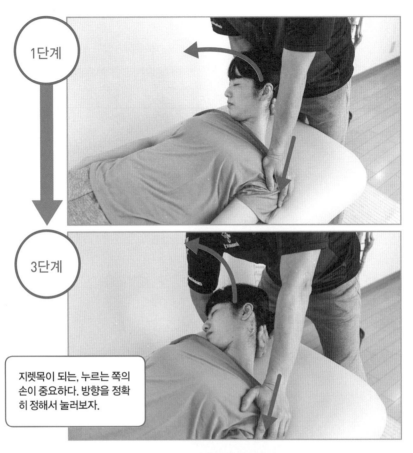

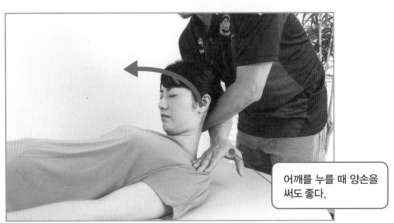

다음은 목 앞쪽을 펴는 스트레칭이다. 침대 가장자리를 지렛목으로 삼아 머리의 무게를 이용해서 해보자. 단, 머리에 피가 몰릴 수 있으니 혈압에 이상이 있는 고객에게는 하지 않는 것이 좋으며, 스트레칭 도중에 몸 상태가 심상치 않으면 바로 중단해야 한다.

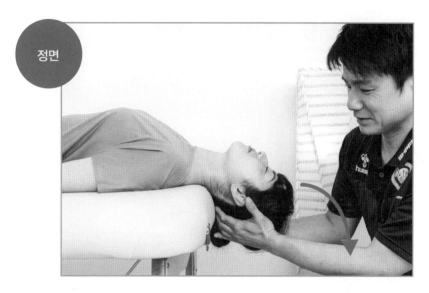

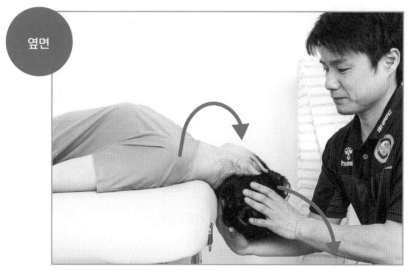

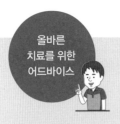

새우등 자세는
목의 불편을 가중한다

　목이 불편하다고 호소하는 고객들이 많다. 자주 목을 돌리거나 마사지를 받지만, 잠시 좋아졌다가 다시 원래 상태로 되돌아가는 일도 비일비재하다. 이런 고객들의 목을 만져보면 비뚤어진 곳 또는 일자 목이 원인이기도 하고 근육이 뭉쳐 있는 등의 이상이 있기도 하지만, 그런 고객일수록 나는 목 이외의 부위를 관찰한다.

　복부를 예로 들어보자. 앉아 있을 때 배에 가로 주름이 만들어지게끔 상체를 앞으로 숙이면 새우등과 같은 자세가 된다. 이 동작에서 알 수 있는 점은, 배를 움직였는데도 목이 제일 먼저 부담을 받는다는 것이다. 요컨대 **근력 부족으로 배에 힘을 줄 수 없기 때문에 목이 힘을 보태주는 상태**이므로, 제아무리 목의 불편을 해소하는 시술을 받더라도 이런 자세에서 오는 부담이 줄어들지 않는 한 불편한 증상은 도로 심해지고 만다.

　물론 전부는 아니겠지만, 무엇을 해도 증상이 반복될 때는 '**숲을 본 뒤에 나무를 본다**'는 마음으로 원인 찾기부터 다시 시작하자.

> 목의 불편은
> 원인이 아니라 결과다!

제2장

어깨 결림의 이유는
크게 2가지가
있지요!

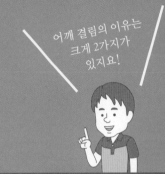

어깨 결림의 개선

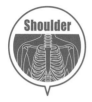

2-1
어깨가 결리는 이유

어깨는 내 전문 분야다. 이전에 어깨 결림의 치유에 관한 책을 저술했을 정
도로 내 나름대로는 어깨에 대해 깊이 연구했다.

어깨가 굳어지는 원인은 크게 2가지다.

첫째, 양팔에 실리는 무게로 빗장뼈에 부담이 발생하기 때문이다.

둘째, **복장빗장관절[흉쇄관절. 복장뼈와 빗장뼈 사이의 관절]의 가동범위가 제한되
면서 어깨뼈의 운동이 부족해지기 때문이다.**

먼저, 빗장뼈에 발생하는 부담에 대해 설명하겠다. 우리 팔을 체중계에 올
리면 무게가 얼마나 나갈까? 실제로 **팔의 무게는 몸무게의 6%를 차지**한다. 가
령, 몸무게가 60kg이라면 팔 무게가 3.6kg인데, 이 무게를 그대로 느끼면서
사는 사람은 없을 것이다. 그 이유는 팔이 빗장뼈를 통해 몸통과 연결돼 있기
때문이다. 그러나 팔의 무게가 느껴지지 않는다고 빗장뼈에 가해지는 부담이
없다고는 할 수 없다. 확실히 **빗장뼈는 팔의 무게만큼 부담을 받는다.**

빗장뼈는 나무젓가락보다 조금 짧다. **나무젓가락으로 쌀 3kg을 들어올리는 이
미지**를 떠올리면 빗장뼈에 가해지는 부담이 상당하다는 것을 예상할 수 있을

44

것이다. 게다가 아기를 안거나 가방을 메는 행동 등은 더욱 더 부담이 크기에 당연히 나무젓가락만으로는 버티지 못한다. 그래서 주위의 근육이 그 무게를 지탱할 수 있도록 돕는다. 아래에 어깨 결림과 관계 깊은 근육의 그림을 실었으니 천천히 살펴보자. **떨어지는 팔을 위에서 끌어올린다는 관점에서 보면 어깨가 뻐근해지는 이유를 이해할 수 있을 것이다.**

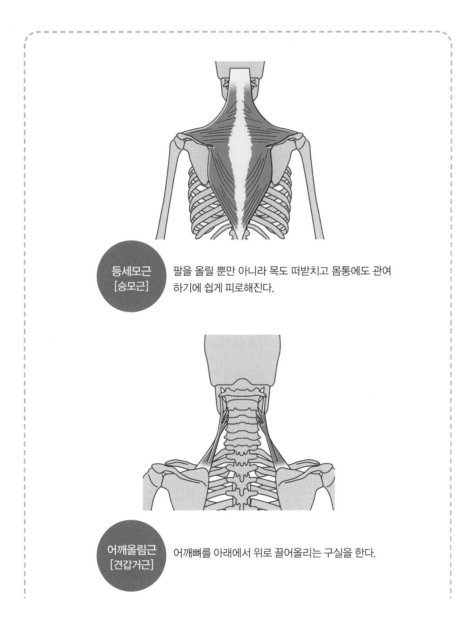

**등세모근
[승모근]** 팔을 올릴 뿐만 아니라 목도 떠받치고 몸통에도 관여하기에 쉽게 피로해진다.

**어깨올림근
[견갑거근]** 어깨뼈를 아래에서 위로 끌어올리는 구실을 한다.

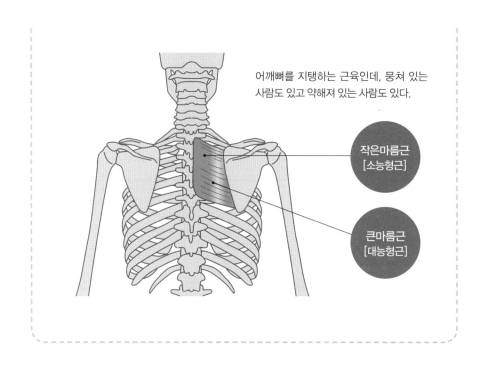

어깨뼈를 지탱하는 근육인데, 뭉쳐 있는 사람도 있고 약해져 있는 사람도 있다.

작은마름근
[소능형근]

큰마름근
[대능형근]

다음은 '**복장빗장관절**'이다. 이미 알고 있는 사람도 있겠지만, **복장빗장관절 이야말로 팔이 시작되는 부위**이다. 그렇지만 팔을 이용해 어떤 몸짓을 할 때 이 빗장뼈부터 움직인다고 의식하는 사람이 매우 적다. 그래서 보통 우리는 '어깨'부터 움직여버린다. 그 결과, 빗장뼈에 연결된 어깨뼈도 움직이지 않게 되어 덜 움직이다가 결국 운동 부족에 빠지고, 그와 보조를 맞추듯 주변 근육이 단단하게 굳어버린다.

팔이음뼈[상지대]와 어깨관절을 형성하는 관절

어깨위팔관절[견갑상완관절], 어깨빗장관절[견쇄관절], 복장빗장관절[흉쇄관절]로 이루어져 있다.

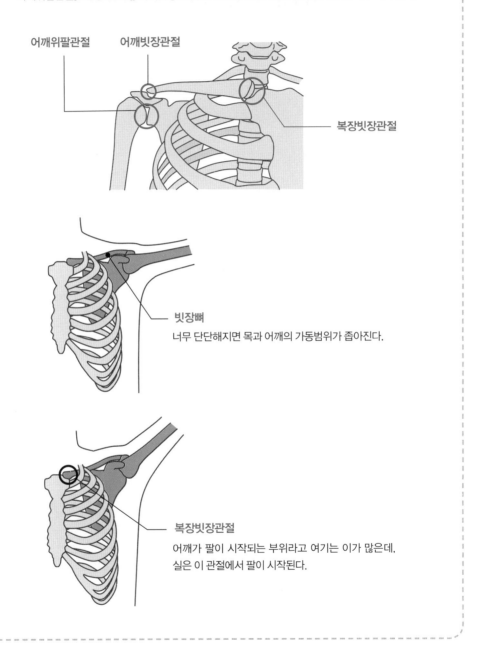

어깨위팔관절   어깨빗장관절

복장빗장관절

빗장뼈
너무 단단해지면 목과 어깨의 가동범위가 좁아진다.

복장빗장관절
어깨가 팔이 시작되는 부위라고 여기는 이가 많은데,
실은 이 관절에서 팔이 시작된다.

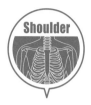

Shoulder

2-2
어깨의 움직임 점검하기

이번에는 어깨의 움직임을 알아보자.

어깨는 여러 방향으로 움직인다. 해부학적으로는 절구관절[구관절]로도 불리며, 위팔뼈와 어깨뼈의 접촉 형태가 매우 불안정한데도 가동범위를 넓힘으로써 우리가 일상에서 어깨를 다양하게 활용할 수 있게 한다.

하지만 앞서 지적했듯이 **팔의 시작은 빗장뼈이고, 이 뼈에 연결된 것이 어깨뼈[견갑골]다.** 따라서 여기서는 어깨의 움직임 중에서도 어깨뼈와 관련이 깊은 움직임인 **굽힘과 폄, 올림[거상]과 내림[하강], 벌림[외전]과 모음[내전]**에 대해 알아볼 것이다.

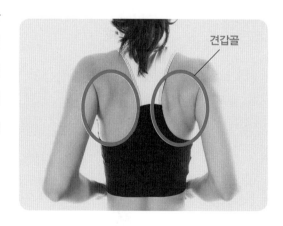

견갑골

48

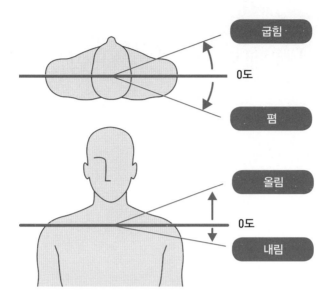

어깨뼈의 굽힘이란 흔히 말하는 '몸의 안쪽으로 감는' 상태이며, 한마디로 나쁜 자세다.
어깨뼈의 올림이란 추울 때 어깨를 움츠리는 것처럼 어깨뼈를 올리는 움직임을 가리킨다.

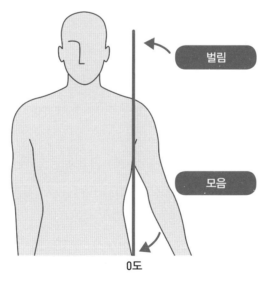

어깨의 벌림과 모음은 절반 이상이 어깨뼈가 움직여서 이루어지는 움직임인데, 어깨뼈
가 움직이지 않는 사람은 팔꿈치나 허리를 쓰는 경우가 많다.

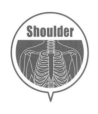

올림[거상]이란 어깨를 움츠리는 움직임을 말한다. 이미 설명했듯 팔의 무게로 인해 어깨뼈는 자연적으로 아래로 당겨지는데, 이와 정반대의 움직임을 일으키는 것이 올림이라는 동작이다. 눈에 보이는 움직임뿐만 아니라 가방을 멨을 때처럼 **낮아지려는 어깨를 그 자리에 고정해놓는 것도 엄연한 올림 동작**이다. 이처럼 움직임이 없는(근섬유의 길이에 변화가 없는) 근육 수축을 **'등척성(等尺性. isometric) 수축'** 혹은 **'정적 수축'**이라고 부르는 한편, 실제로 움직임이 보이는(근육 길이에 변화가 있는) 것은 **'등장성(等張性. isotonic) 수축'** 혹은 **'동적 수축'**이라고 부른다.

그리고 내림[하강]은 어깨가 내려가는 움직임을 말하는데, 이 동작은 중력에 맡김(힘을 뺌)으로써 저절로 이루어지므로 여기서는 다루지 않는다.

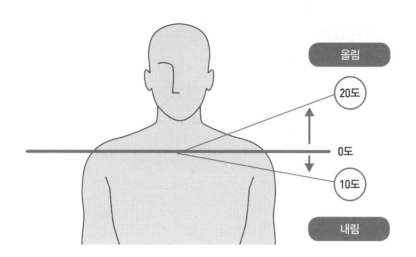

자연스러운 상태에서는 팔의 무게 때문에 어깨뼈가 아래로 당겨져 있으나, 어깨에 가방을 메면 어깨뼈가 올라간다. 이런 근육 수축을 '등척성 수축'이라고 한다.

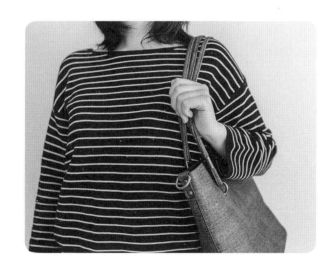

어깨뼈를 올리는 동작이라면 맨 먼저 등세모근이 떠오르지만, 이미 살펴봤으므로 여기서는 '어깨올림근[견갑거근]'에 대해 알아보자. 글자 그대로 '어깨뼈를 올리는' 근육이며, 목갈비근과 마찬가지로 그 위치가 깊어서 손으로 진찰하려면 기술이 필요하다.

경험에 비추어볼 때 이 근육은 마사지나 지압 등으로 직접 자극을 주면 반작용(시술 후 생기는 근육통 등)을 자주 일으킨다. 그러므로 스트레칭이 가장 안전하면서 효과적인 시술이 될 것이다.

어깨올림근의 이상으로 예상되는 증상

- **잘못된 수면 자세로 생긴 목 통증(또는 편타손상)**
- **목 결림**
- **어깨 결림**
- **솟은 어깨(근력이 약한 사람은 처진 어깨)**

어깨올림근[견갑거근]
Levator scapulae

어깨뼈는 '위로 올리는' 근육으로, 수면 자세가 잘못됐을 때 목 통증이 생기게 하는 근육으로도 유명해요. 목빗근과 등세모근에 덮여 있기에 손으로 깊게 만져서 진찰해야 합니다!

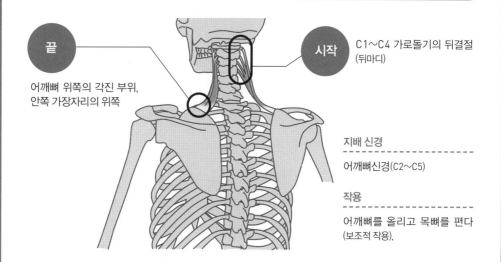

끝

어깨뼈 위쪽의 각진 부위, 안쪽 가장자리의 위쪽

시작

C1~C4 가로돌기의 뒤결절 (뒤마디)

지배 신경
- -
어깨뼈신경(C2~C5)

작용
- -
어깨뼈를 올리고 목뼈를 편다 (보조적 작용).

근육을 찾아보자!

1 **전체의 상태를 파악한다**
끝 부위인 '어깨뼈의 위쪽 각진 곳'을 찾은 후 근섬유가 뒤쪽으로 비스듬하게 뻗어 있는 것을 확인하자.

2 **근육을 손으로 만져서 진찰한다**
손가락 끝을 갈퀴처럼 모아서 근육을 들어 올리듯이 만져서 진찰하자.

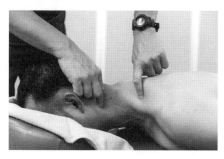

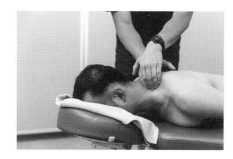

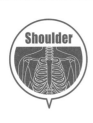

2-4
어깨뼈의 굽힘과 폄

굽힘과 폄은 여러 관절에서 쓰인다. 그렇다고 해서 단순하게 받아들이지 말고, **어느 부분의 어떤 몸짓인가를 정확히 인식하는 것이 중요**하다. 그런 점에서 보면 어깨뼈의 굽힘은 '어깨가 가슴 쪽으로 말린' 상태이며, 나쁜 자세다. 반면에, **어깨뼈를 척추에 가까워지게 하는 움직임이 폄**이며, 자세를 바르게 하거나 체조를 할 때 자주 이용한다. 폄은 어깨 결림을 개선하는 데 꼭 필요한 동작으로, **이 몸놀림이 뻣뻣한 사람은 어깨가 뭉쳐 있을 가능성이 높으므로 시술 전후에 그부위의 가동범위를 확인하자.**

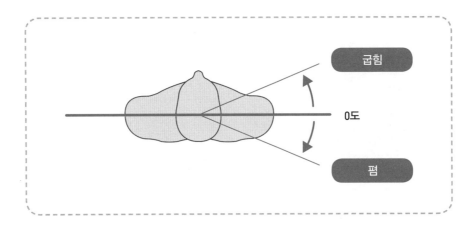

작은가슴근[소흉근]
Pectoralis minor

큰가슴근의 뒤쪽에 있는 삼각형 모양의 작은 근육으로, 겨드랑이의 앞 벽을 구성합니다. 심호흡을 할 때 앞톱니근[전거근]과 함께 작용하는 근육이에요!

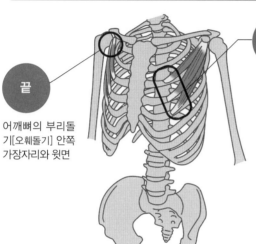

끝

어깨뼈의 부리돌기[오훼돌기] 안쪽 가장자리와 윗면

시작

제3~5갈비뼈의 위쪽 가장자리와 바깥면, 갈비뼈 사이의 틈을 덮는 근막(筋膜)

지배 신경

안쪽 · 가쪽 가슴근신경[흉근신경](C7~T1)

작용

어깨뼈를 앞으로 당기고, 아래로 돌리며, 강제 호흡*시에 갈비뼈를 올리고, 가슴을 확장한다.

* **강제호흡** : 호흡이 정지되었을 때나 가스 교환이 불충분할 때 인공적으로 폐의 가스 교환을 촉진시키기 위해 행하는 조작.

근육을 찾아보자!

1 전체의 상태를 파악한다
끝 부위인 부리돌기를 빗장뼈의 아래 가장자리를 따라가면서 찾아보자.

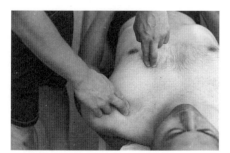

2 근육을 손으로 만져서 진찰한다
네 손가락으로 큰가슴근을 들어올리듯이 손을 넣고, 갈비뼈를 따라서 손가락 끝을 안으로 넣는다.

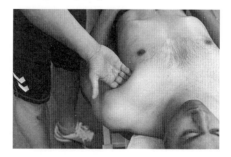

큰가슴근[대흉근]은 잘 알려져 있지만, 사실 중요한 것은 **작은가슴근[소흉근]**이다. 두 근육은 갈비뼈에서 시작되어 큰가슴근은 위팔뼈에서 끝나고, 작은가슴근은 어깨뼈의 부리돌기에서 끝난다.

그러므로 **어깨뼈의 움직임에 직접적으로 관련하는 것은 작은가슴근**인데, 이 근육도 위치가 깊어서 마사지를 하려면 기술이 필요하다. 하지만 시작과 끝을 확실히 마음속으로 그릴 수 있다면 스트레칭으로 접근하는 것이 수월하며, 근육이 이완하면 그 모습을 잘 드러내기도 하므로 다루기 쉬운 근육이다.

물론, 큰가슴근이 단단하게 굳으면 어깨뼈를 포함한 팔 전체가 안쪽으로 말려버리기에 큰가슴근도 세심히 살피는 것을 잊지 말아야 한다.

큰가슴근과 작은가슴근의 이상으로 예상되는 증상

- **어깨 결림**
- **새우등(어깨의 안쪽 말림)**
- **불완전한 호흡 운동**
- **보상동작으로 생기는 요통**

큰가슴근[대흉근]
Pectoralis major

가슴의 표층에 있는 강력한 근육입니다. 이 근육을 단련하면 이 근육의 막(膜) 위에 유방이 있는 여성은 가슴이 커지고, 남성은 가슴팍이 떡 벌어지지요!

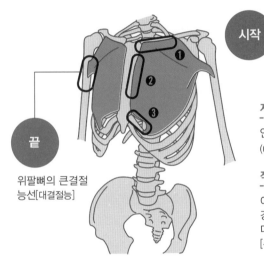

끝

위팔뼈의 큰결절
능선[대결절능]

시작

- **빗장뼈부: ❶** 빗장뼈 안쪽 절반 앞면
- **복장갈비[흉늑]부: ❷** 복장뼈 앞면쪽 절반, 제2~7갈비연골[늑연골]
- **복부: ❸** 배곧은근집[복직근초]의 맨 윗부분

지배 신경
- -
안쪽 및 가쪽의 가슴근신경[흉근신경]
(C5~C8, T1)

작용
- -
어깨관절의 모음, 안쪽돌림[내선]을 주도한다. 강제호흡 시에 갈비뼈를 올리고, 가슴을 확장한다. 상부 근섬유는 어깨관절의 굽힘, 수평모음[수평내전]을 주도한다.

근육을 찾아보자!

1 전체의 상태를 파악한다
시작 부위가 넓으므로 각각의 위치를 확인하면서 손으로 진찰한다.

2 근육을 손으로 만져서 진찰한다
위팔뼈의 끝 부위로부터 멀어지면서 근육이 퍼지는 상태를 확인하자.

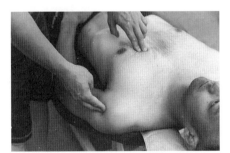

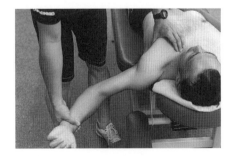

노인의 자세라고 하면 우리는 주로 굽은 등을 떠올린다. 노인이 되면 왜 그런 자세가 될까?

추측 가능한 원인은, 가슴이나 배의 근육이 굳어서 몸통이 앞으로 당겨졌다는 것이다. 그렇다면 굳어버린 가슴과 배의 근육을 풀어주는 것이 개선책이 될 수 있다. 또는 등 쪽의 근육이 너무 약해져서 자세를 유지하기가 어려워졌을 수도 있다. 만약 그러하다면, 몸의 앞쪽을 스트레칭하는 것만으로는 부족하다. '뭉친 곳을 풀어준다'는 관점과 '약한 곳을 단련한다'는 관점을 모두 적용해 근육과 자세를 살펴봐야 한다.

그런 점에서 **마름근[능형근]**이 좋은 예가 될 수 있다. 다시 말해, 마름근이 사람에 따라 뭉쳐 있을 수도 있고 약해져 있을 수도 있다. 스트레칭이나 마사지를 하는 것은 아주 좋은 일이지만, **"무엇을 위한 접근인가?"**라는 목적을 뚜렷이 세우는 것이 중요하다.

큰마름근과 작은마름근의 이상으로 예상되는 증상

- **어깨 결림**
- **호흡장애**
- **보상동작으로 생기는 요통**

큰마름근[대능형근]
Rhomboid major

> 작은마름근과 모양 및 작용이 같아요. 작은마름근 아래, 등세모근 밑 깊은 곳에 있어요.
> 손으로 진찰할 때 시작 부위가 등뼈[흉추]라는 점을 잊지 말아야 해요!

끝
어깨뼈의 안쪽 가장
자리(어깨뼈 가시의
뿌리 부위와 어깨뼈의
아랫부분 사이)

시작　T1~T4 가시돌기,
가시끝인대[극상인대]

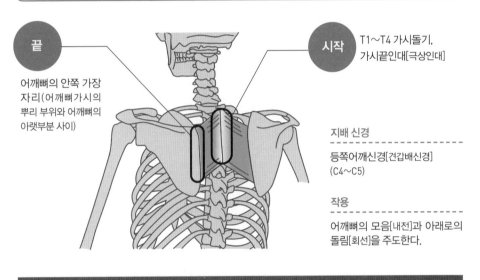

지배 신경
- - - - - - - - - - - - - - - - - - -
등쪽어깨신경[견갑배신경]
(C4~C5)

작용
- - - - - - - - - - - - - - - - - - -
어깨뼈의 모음[내전]과 아래로의
돌림[회선]을 주도한다.

근육을 찾아보자!

1 **전체의 상태를 파악한다**
등뼈[흉추]로부터 시작하여 아래로 비스듬
히 뻗어 있는 근섬유를 의식하자.

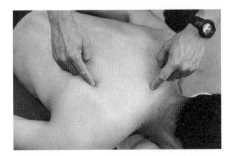

2 **어깨뼈를 이용한다**
팔을 뒤로 돌리고, 어깨뼈를 들어올려서
손으로 진찰하자.

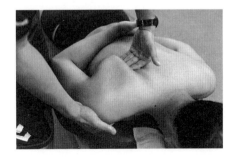

작은마름근[소능형근]
Rhomboid minor

> 큰마름근과 모양 및 작용이 비슷해요. 큰마름근 위, 등세모근 아래의 깊은 곳에 있어요.
> 손으로 진찰할 때 시작 부위가 목뼈[경추]라는 점을 잊지 말아요!

끝
어깨뼈의 어깨뼈가시
뿌리 부분

시작
C7~T1 가시돌기, 목덜미
인대[경인대]의 아랫부분

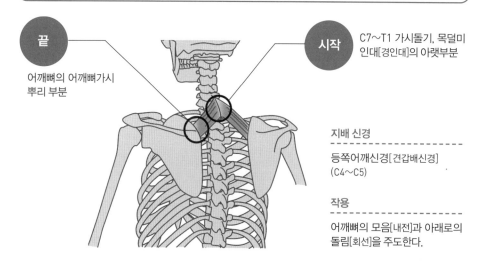

지배 신경

등쪽어깨신경[견갑배신경]
(C4~C5)

작용

어깨뼈의 모음[내전]과 아래로의
돌림[회선]을 주도한다.

근육을 찾아보자!

1 전체의 상태를 파악한다
목뼈[경추]로부터 시작하여 아래로 비스듬
히 뻗어 있는 근섬유를 의식하자.

2 어깨뼈를 이용한다
팔을 뒤로 돌리고, 어깨뼈를 들어올려서
손으로 진찰하자.

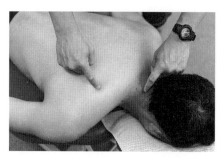

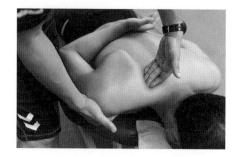

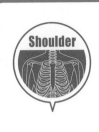

2-5
어깨의 벌림과 모음

Shoulder

팔을 바로 옆으로 올리는 어깨의 **벌림[외전]** 동작은 **절반 이상이 어깨뼈가 움직여서 일어난다.** 정상 가동범위는 그림과 같이 180도인데, 어깨뼈가 움직이지 않는 사람은 팔꿈치를 쓰거나 허리부터 뒤로 젖히는 등의 보상동작을 취한다. **시술 전에 잘 확인해서 할 수 있는 동작과 할 수 없는 동작을 제대로 관찰**할 필요가 있다.

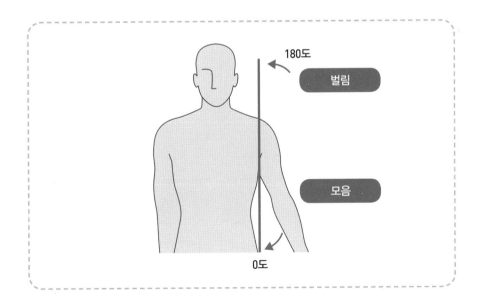

180도

벌림

모음

0도

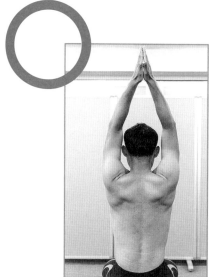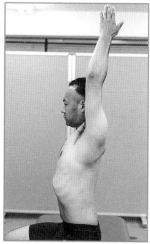

올바른 어깨의 벌림 동작이다. 팔이 귓가에 닿지 않는다면 어깨뼈가 굳어져서 움직임이 나빠졌을 가능성을 생각해볼 수 있다.

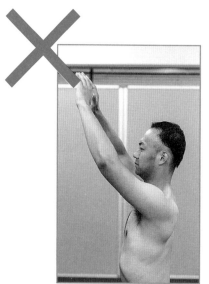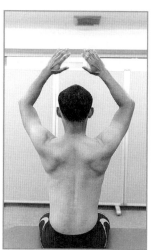

팔과 귀가 떨어져 있다.

팔을 똑바로 올리지 않았다.

어깨세모근[삼각근]은 면적이 매우 넓은 근육으로서 앞면과 옆면 그리고 뒷면의 해부도에서 모두 볼 수 있는, 보기 드문 근육이다. 이 근육은 어깨의 넓은 범위를 덮고 있는데 굽힘 동작은 앞면 근섬유, 폄 동작은 뒷면 근섬유, 여기에서 설명 중인 벌림 동작은 옆면 근섬유가 맡고 있다. 이 근육이 발달하면 어깨 둘레가 커 보이므로, 체력을 단련하는 사람이라면 이 근육에 신경 쓸 것이다.

그러나 **움직임이 다양하다는 건 등세모근과 마찬가지로 피로해지기 쉽다는 뜻도** 된다. 즉 **부담을 너무 많이 주면 사십견·오십견을 일으킬 수도 있기에 정기적으로 손봐야** 할 정도로 섬세한 근육이라고 할 수 있다.

어깨세모근의 이상으로 예상되는 증상

- **어깨관절 주위염(오십견)**

- **어깨충돌증후군**

- **야구어깨(야구, 배구 등 어깨를 많이 쓰는 운동선수에게서 볼 수 있는 어깨관절의 통증)**

어깨세모근[삼각근]
Deltoid

> 팔에서 부피가 제일 큰 근육입니다. 빗장뼈부(앞면), 어깨봉우리[견봉]부(옆면), 어깨뼈가시부 (뒷면)로 나뉘어 있으며, 어깨관절의 동작 대부분에 관여해요!

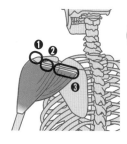

시작
- **빗장뼈부:** ❶ 빗장뼈 가쪽 1/3의 앞 가장자리
- **어깨봉우리부:** ❷ 어깨뼈의 어깨봉우리 가쪽 가장자리와 윗면
- **어깨뼈가시부:** ❸ 어깨뼈의 어깨뼈가시의 아래 둘레

끝
위팔뼈의 어깨세모근 거친면

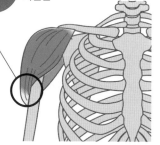

지배 신경	작용
겨드랑신경 [액와신경] (C5~C6)	• **전체:** 어깨관절의 벌림을 주도한다. • **빗장뼈부:** 어깨관절의 굽힘, 안쪽돌림, 벌림, 수평굽힘을 주도한다. • **어깨봉우리부:** 어깨관절의 벌림을 주도한다. • **어깨뼈가시부:** 어깨관절의 폄, 가쪽돌림[외선], 벌림, 수평폄[수평신전]을 주도한다.

근육을 찾아보자!

1 전체의 상태를 파악한다
근육이 크기 때문에 전체를 두 손으로 꽉 움켜잡아보자.

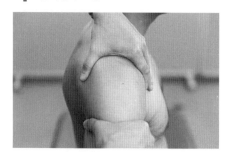

2 근육을 손으로 만져서 진찰한다
시작 부위는 넓지만, 끝 부위는 한 곳이다. 근육의 끝을 확인하자.

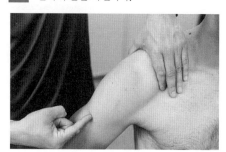

큰원근[대원근]은 뼈로 향하는 근육이기에 겨드랑이 아래에서 약간 뒤쪽으로 들어간 곳에 있다. 그래서 어깨 결림과는 상관없는 부위로도 보인다. 그런데 이 근육이 단단하게 뭉치면 어깨의 벌림 동작을 하기가 힘들어진다. 누가 자신의 셔츠를 밑으로 끌어당기는 상태에서 만세 자세를 하는 것과 같은 느낌이다. 만약 **큰원근이 조금이라도 유연하면 등세모근이나 어깨올림근, 어깨세모근이 팔을 올릴 때 도움이 된다.**

또한 큰원근은 끝 부위가 위팔뼈의 앞면이라서 어깨의 모음[내전] 근육인 동시에 안쪽돌림[내선] 근육이기도 하다. 그러므로 큰원근이 뭉치면 어깨가 심하게 말린다는 점은 말할 필요도 없다.

큰원근의 이상으로 예상되는 증상

- **어깨관절주위염(오십견)**
- **어깨충돌증후군**
- **어깨말림(새우등)**

큰원근[대원근]
Teres major

작은원근[소원근]과 위치와 이름이 비슷하지만, 기능도 지배 신경도 다르므로 주의해야 합니다. 넓은등근[광배근]의 보조 근육이기도 하지요!

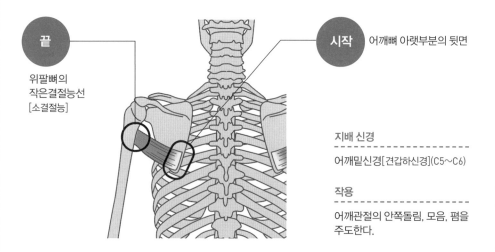

끝
위팔뼈의
작은결절능선
[소결절능]

시작 어깨뼈 아랫부분의 뒷면

지배 신경
- - - - - - - - - - - - - - -
어깨밑신경[견갑하신경](C5~C6)

작용
- - - - - - - - - - - - - - -
어깨관절의 안쪽돌림, 모음, 폄을
주도한다.

근육을 찾아보자!

1 전체의 상태를 파악한다
큰원근이 어깨뼈 아랫부분에서 시작해 위팔뼈의 앞면으로 돌아서 들어간다는 점을 의식하자.

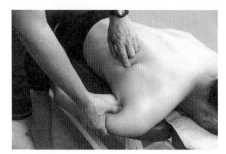

2 근육을 손으로 만져서 진찰한다
끝 부위를 의식하면서, 위팔뼈에 가깝게 접근할수록 손으로 깊게 만져서 진찰하자.

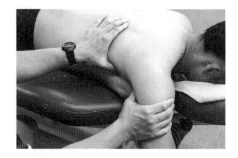

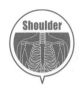

어깨 결림의 개선에 효과적인 스트레칭

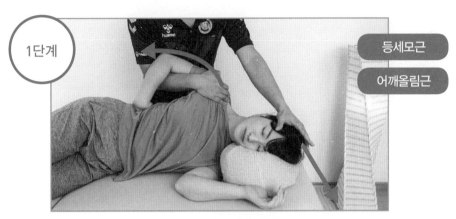

1단계

등세모근

어깨올림근

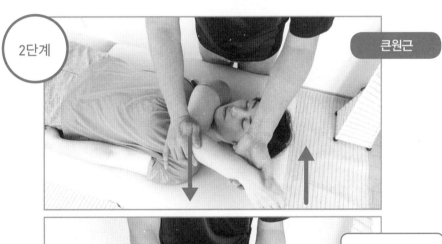

2단계

큰원근

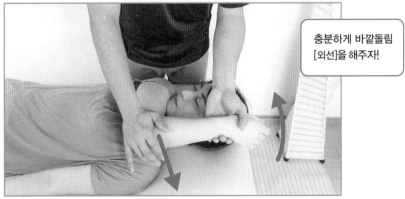

충분하게 바깥돌림
[외선]을 해주자!

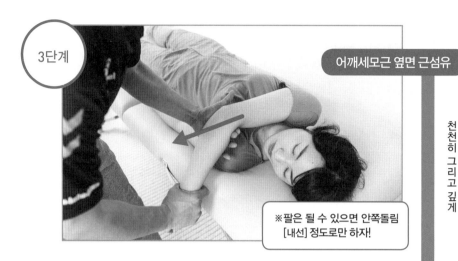

3단계

어깨세모근 옆면 근섬유

※팔은 될 수 있으면 안쪽돌림
[내선] 정도로만 하자!

천천히 그리고 깊게

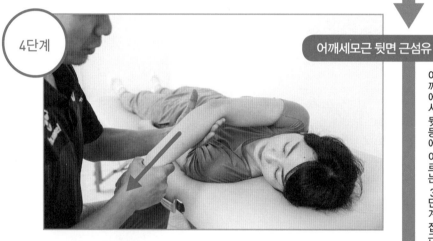

4단계

어깨세모근 뒷면 근섬유

어깨에서 뒷등에 이르는 3단계 접근

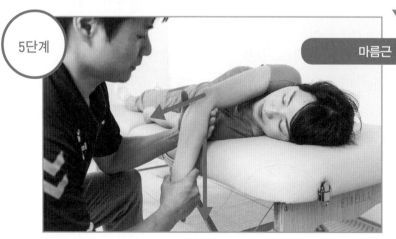

5단계

마름근

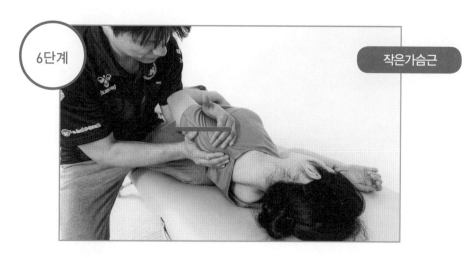

6단계

작은가슴근

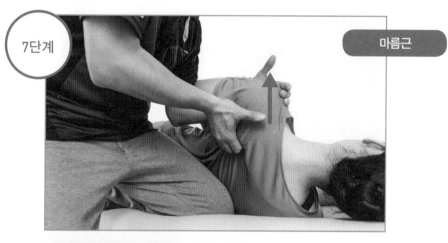

7단계

마름근

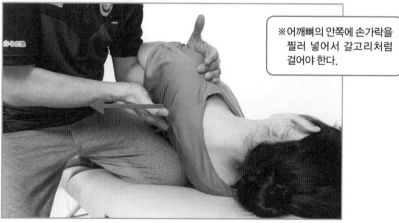

※ 어깨뼈의 안쪽에 손가락을
찔러 넣어서 갈고리처럼
걸어야 한다.

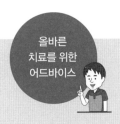

어깨 근육이 뭉친 원인을
찾는 것이 먼저다

어깨 결림에 시달리는 사람들의 발길이 끊이지 않는다. 그리고 앞으로도 이런 상황은 지속될 것이다. 그 까닭은 아래와 같다.

> ### 어깨 결림은
> ### 병명이 아니라 증상이다.

"어깨 결림의 개선에 좋은 체조는 없나요?"라는 질문을 자주 받는데, 이는 어깨 결림을 질병 이름이라고 인식한 데서 나온 의문이다. 어깨 결림은 병명이 아니라 증상명이다. 예를 들어, "지금 배가 아픈데, 잘 듣는 약이 있나요?"라는 말을 들으면 어떻게 대답할 수 있을까? 우선, 배가 아픈 이유를 알아야 한다. 복통의 원인이 위나 장, 자궁 그리고 배근육(복근)일 수도 있다. 그런 뒤에는 원인에 맞는 약을 써야 하니 일률적으로는 대답할 수 없다.

어깨 결림도 매한가지로, 제각기 다른 요인으로 근육이 뭉쳐서 생긴 증상이어서 **모든 어깨 결림에 공통으로 효험을 나타내는 처방전**

은 **없다.** 하지만 원인을 정확히 알 수 있다면 약처럼 그에 알맞은 대
책을 세울 수 있다.

시술의 효과를 낼 수 있는 치료사와 그렇지 않은 치료사의 결정
적 차이는 무엇일까? '어깨가 결린다는데 어떻게 시술하면 좋아질
까?'라며 **치료 기술을 생각하기 전에 '대체 이 사람은 왜 어깨 근육이 뭉
쳤을까?'라며 원인을 잘 찾는 것이 만족스러운 시술 결과를 만든다.**

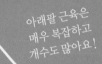

제3장

아래팔 근육은
매우 복잡하고
개수도 많아요!

팔의 피로 개선

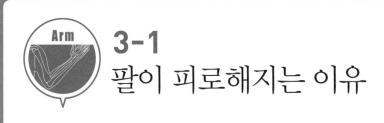

3-1
팔이 피로해지는 이유

상담 중에 고객이 **"팔이 피곤해요"**라고 호소하면 구체적으로 팔의 어느 부분을 말하는지를 파악할 필요가 있다. 예를 들면, 팔꿈치부터 어깨까지의 위팔[상완]인지, 팔꿈치부터 손목까지의 아래팔[전완]인지, 표면인지, 이면인지도 알아내야 한다. 그리고 피곤해진 이유를 '동작'에서 찾아내야 한다. 다시 말해, 피곤한 부위를 알면 어떤 동작이 원인인지 예상할 수 있고, 반복하는 몸짓을 알면 대략 몸의 어느 부분이 지쳤는지를 알 수 있다.

팔을 살펴보는 요령은 이러하다. 먼저, **위팔에는 기본적으로 팔꿈치를 움직이는 근육이 많다.** 또한 아래팔에는 손목과 손가락의 동작에 관여하는 근육이 많다. 그러므로 위팔이 피곤한 까닭은 대체로 팔꿈치를 지나치게 많이 써서이고, 팔꿈치가 아픈 것은 그 자체를 너무 많이 사용해서가 아니라 손목이나 손가락을 혹사한 탓일 가능성이 크다고 판단할 수 있다.

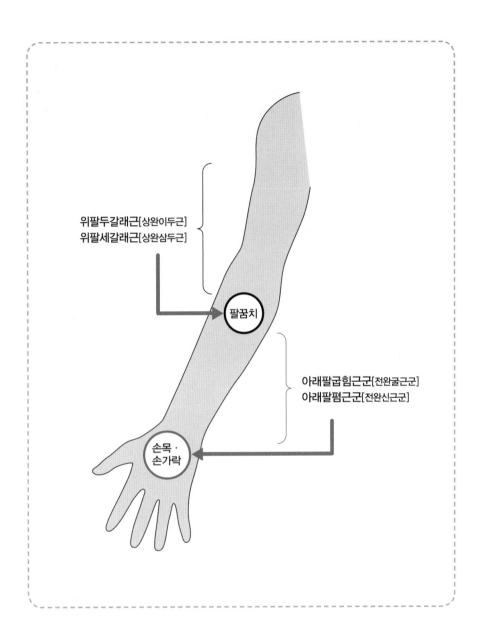

위팔두갈래근[상완이두근]
위팔세갈래근[상완삼두근]

팔꿈치

아래팔굽힘근군[전완굴근군]
아래팔폄근군[전완신근군]

손목 ·
손가락

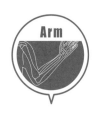

3-2
팔꿈치의 굽힘과 폄,
뒤침과 엎침

이제 팔꿈치의 큰 움직임 두 가지를 살펴보자. 먼저, 널리 알려진 **굽힘(굽히는 법)과 폄(펴는 법)**이다. 이는 누구든 익히 알고 있는 동작이다. 팔뚝의 굵기에도 영향을 받을 수 있지만, 보통 굽힘의 범위는 145도이고 폄은 5도다. 팔꿈치를 5도까지 펼 수 있으면 "폄이 지나치다"라고 하는데, 이른바 '원숭이손(엄지두덩근에 분포하는 정중신경이 손상을 받아 손바닥이 원숭이의 손처럼 납작해진 상태)'을 가진 사람 중에는 팔을 5도 이상 펴는 이들도 있다.

다음은 **엎침[회내]과 뒤침[회외]**이다. 옆 페이지의 그림처럼 **엄지손가락이 수직이 되게 손을 세운 상태에서 몸 안쪽으로 돌리는 동작을 엎침**(나는 '뚜껑을 덮다'라고 표현한다), **가쪽으로 돌리는 동작을 뒤침**('뚜껑을 열다')이라고 한다. '어, 이건 손목 동작이 아닌가?'라고 생각하기 쉬운데, 실은 팔꿈치가 동시에 움직여야 가능한 몸짓이다.

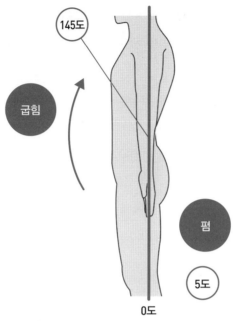

팔꿈치의 폄 범위는 보통 5도인데, 이를 넘으면 폄이 지나친 상태가 되어 팔꿈치를 다칠 우려가 있다. 관절이 부드러운 여성은 이런 일이 많은 편이다.

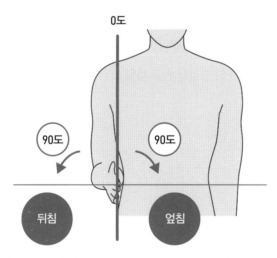

손바닥을 몸 쪽으로 향하게 손을 편 상태에서 몸 안쪽으로 손을 넘어뜨리는, 즉 뚜껑을 덮는 듯한 동작을 엎침이라고 부른다. 반대로 손바닥을 가쪽으로 돌리는, 곧 뚜껑을 여는 듯한 움직임을 뒤침이라고 한다.

팔꿈치의 움직임에 관련된 근육이라고 하면 '알통'을 만드는, 우리 몸에서 가장 잘 알려진 **위팔두갈래근[상완이두근]**을 들 수 있다. 알통을 키우려고 아령을 들고 운동하는 모습을 상상해보자. 팔꿈치를 굽히면 바로 위팔두갈래근을 쓰게 된다.

이 근육은 두갈래근이라는 이름 그대로 시작 부위가 2군데다. 어깨뼈부터 시작되는 쪽을 긴갈래, 부리돌기부터 시작되는 쪽을 짧은갈래라고 부른다. 이같이 **길이가 다른 근육이 함께 작용할 경우 당연히 긴 근육 쪽에 부담이 더 가기 쉬우므로 위팔두갈래근의 긴갈래에는 염증이 자주 생길 수 있다.** 게다가 끝 부위는 노뼈거친면[요골조면]이라고 일컫는, 노뼈[요골]에서도 안쪽에 있는 곳에 부착돼 있다. 이 때문에 근육 수축 시에는 노뼈가 바깥쪽(가쪽)을 향해 회전하면서 '뒤침'이라는 동작을 일으킨다.

위팔두갈래근의 이상으로 예상되는 증상

- **위팔두갈래근의 긴갈래 힘줄염**
- **근육통, 근피로(근육의 장력을 특정 수준으로 유지할 수 없는 현상)**
- **위팔두갈래근의 긴갈래 힘줄 파열**
- **야구어깨**

위팔두갈래근[상완이두근]
Biceps brachii

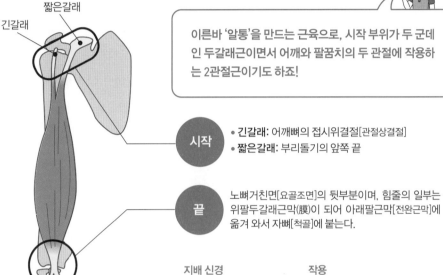

긴갈래

짧은갈래

> 이른바 '알통'을 만드는 근육으로, 시작 부위가 두 군데인 두갈래근이면서 어깨와 팔꿈치의 두 관절에 작용하는 2관절근이기도 하죠!

시작
- **긴갈래**: 어깨뼈의 접시위결절[관절상결절]
- **짧은갈래**: 부리돌기의 앞쪽 끝

끝
노뼈거친면[요골조면]의 뒷부분이며, 힘줄의 일부는 위팔두갈래근막(膜)이 되어 아래팔근막[전완근막]에 옮겨 와서 자뼈[척골]에 붙는다.

지배 신경
- - - - - - - - - - - - - - -
근육피부신경
(C5~C6)

작용
- - - - - - - - - - - - - - -
팔꿈치관절[주관절]의 굽힘과 돌림, 어깨관절의 굽힘을 주도한다.

근육을 찾아보자!

1 전체의 상태를 파악한다
근육을 전체적으로 파악하되, 특히 부리돌기는 손으로 만질 수 있도록 위치를 정확히 알아두자.

2 근육을 손으로 만져서 진찰한다
아래팔도 뒤침 작용을 할 수 있으므로, 뒤침 동작을 진행하면서 위팔 근육의 움직임을 손으로 느껴보자.

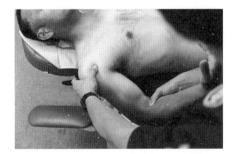

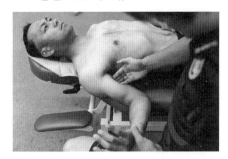

팔꿈치 움직임과 관련된 또 하나의 근육인 **위팔세갈래근[상완삼두근]**은 내가 개인적으로 정말 좋아하는 근육 중 하나다. **팔꿈치나 어깨의 폄 동작에 관련된 작용을 하지만, 실은 다른 부위와 연동하여 자세를 유지하거나 요통을 발생시키는 작용도 하기 때문이다.**

이러한 근육끼리의 관계성이나 동작의 연동은 기능해부학 분야이므로 이 책에서는 자세히 다룰 순 없지만, 간단히 말해 몸의 다양한 불편을 개선하기 위한 선택사항 중 하나로서 위팔세갈래근에 접근하는 시술가도 꽤 있다고 한다.

나도 오랫동안 요통에 시달려온 고객에게 **허리에 직접 시술하지 않고 위팔세갈래근을 이완시킴으로써 통증을 개선시킨 경험이 많다.** "팔뚝에 시술했는데 다른 부위의 불편이 개선되다니…" 하며 마치 '마법'과 같다는 표정을 짓는 고객들도 여럿 있었다. 그러나 결코 마법이 아니다. 이런 일이 일어날 수 있는 것은 등세모근, 큰원근, 어깨세모근 등이 다른 근육과 연동되는 기능해부학적 까닭이 숨어 있기 때문이다.

위팔세갈래근의 이상으로 예상되는 증상

- **근육통, 근피로**
- **자세 불량**
- **어깨 결림, 요통**

위팔세갈래근[상완삼두근]
Triceps brachii

위팔에서 부피가 제일 큰 근육이에요. 세 갈래 중 유일하게 어깨뼈에서 시작하는 긴갈래는, 어깨관절과 팔꿈치관절 사이에 걸쳐 있는 2관절근이에요!

시작

- **가쪽갈래:** ❶위팔뼈 뒷면[노신경(요골신경) 고랑의 윗면 가쪽], 위팔뼈 가쪽 가장자리, 가쪽위팔근육사이막[외측상완근간중격]
- **안쪽갈래:** ❷위팔뼈 뒷면(노신경 고랑의 아랫면 안쪽), 위팔뼈 안쪽 가장자리, 안쪽위팔근육사이막[내측상완근간중격]
- **긴갈래:** ❸어깨뼈의 접시아래결절[관절하결절]

끝

자뼈의 팔꿈치머리
[척골주두]

지배 신경	작용
노신경[요골신경] (C6~C8)	팔꿈치관절의 폄을 주도하는데, 긴갈래는 어깨관절의 폄과 모음을 주도한다.

근육을 찾아보자!

1 **전체의 상태를 파악한다**
시작 부위가 제각기 다른 세 갈래의 근육이지만 끝나는 부위는 자뼈의 팔꿈치머리 한 곳이다.

2 **근육을 손으로 만져서 진찰한다**
어깨관절, 팔꿈치관절을 최대로 굽히면 힘살이 두드러지므로 손으로 만지기가 수월해진다.

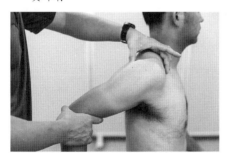

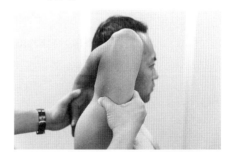

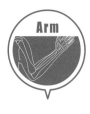

3-3
손목의 굽힘과 폄,
노뼈쪽굽힘과 자뼈쪽굽힘

다음은 손목의 동작이다. 엎침과 뒤침에 관해서는 팔꿈치 동작에서 설명했으므로, 여기서는 손목의 나머지 동작에 주목하자.

흔히 준비 체조를 할 때 손목을 돌리는데, 그래서인지 손목은 '회전하는' 부위라고 생각하기 쉽다. 하지만 손목[정식 명칭은 요골수근관절]은 일종의 타원(楕円)관절이며, **손목의 움직임은 2개의 축을 중심으로 하는 4개 방향으로만 이루어진다.**

4개의 움직임은 아래위로 움직이는 **굽힘·폄**, 옆으로 움직이는 **노뼈쪽굽힘[요굴]·자뼈쪽굽힘[척굴]**을 말한다. 빠르게 그리고 연속적으로 움직이면 마치 회전하는 것처럼 느껴지지만 실제는 회전이 아니다(움직임이 부드럽다고 하기보다는 뻑뻑하다). 그러므로 **손목을 조정할 때는 돌리려고 하지 말고 정확히 4개 방향으로 움직여주면 손목의 움직임이 원활해진다.**

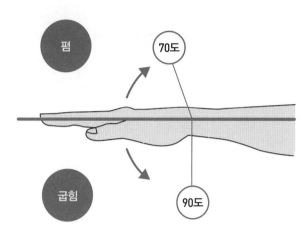

손목의 폄 상태에서 공을 치는 백핸드(backhand) 같은 동작을 지나치게 반복하면 일명 테니스 엘보라고 하는 '가쪽 위 관절융기염[외측상과염]', 즉 팔꿈치 염증이 생긴다.

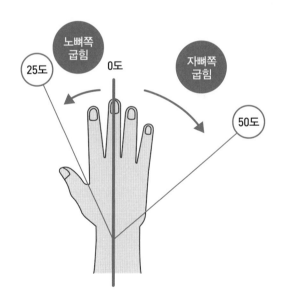

손목의 뼈 가운데 엄지손가락 쪽에 있는 '노뼈'에 가깝게 굽히는 움직임을 '노뼈쪽굽힘', 새끼손가락 쪽의 '자뼈'에 가깝게 굽히는 움직임을 '자뼈쪽굽힘'이라고 한다.

얕은손가락굽힘근[천지굴근]
Flexor digitorum superficialis

아래팔굽힘근군 가운데 가장 큰 근육으로, 자쪽손목굽힘근
[척측수근굴근]과 긴손바닥근[장장근] 사이에 위치해요!

시작
- 위팔자갈래[상완척골두]: 위팔뼈의 안쪽 위 관절융기
  [내측상과], 자뼈거친면[척골조면]의 안쪽
- 노갈래[요골두]: 노뼈 위쪽의 앞면

지배 신경	작용
정중신경(C7~T1)	PIP관절*을 굽히게 하고, MP관절*의 굽힘을 보조하는 손목관절[수관절]을 손바닥 쪽으로 굽히게 한다.

* PIP관절(proximal interphalangeal joint): 집게손가락부터 새끼손가락까지의
  관절로서 몸쪽손가락뼈사이관절[근위지절간관절]이라고도 한다.
* MP관절(metacarpophalangeal joinzaXYUGhtjt): 집게손가락부터 새끼손가락
  까지의 관절로서, 손허리손가락관절[중수지절간관절]이라고도 한다.

끝
집게손가락부터 새끼손가락까지의 중간마디뼈[중절골]
중앙부 양측의 뼈능선[골능]

근육을 찾아보자!

1 전체의 상태를 파악한다
엄지손가락을 제외한 네 손가락의 끝까지
뻗어 있는 긴 근육이다.

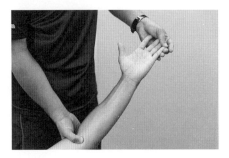

2 근육을 손으로 만져서 진찰한다
근육의 위치를 정확히 알았다면, 그곳을 눌렀
을 때 네 손가락이 굽혀지는 것을 확인하자.

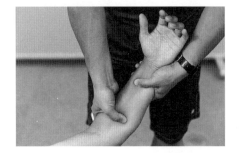

자쪽손목굽힘근[척측수근굴근]
Flexor carpi ulnaris

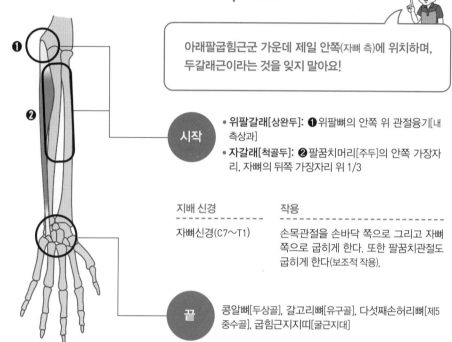

아래팔굽힘근군 가운데 제일 안쪽(자뼈 측)에 위치하며, 두갈래근이라는 것을 잊지 말아요!

시작
- **위팔갈래[상완두]**: ❶위팔뼈의 안쪽 위 관절융기[내측상과]
- **자갈래[척골두]**: ❷팔꿈치머리[주두]의 안쪽 가장자리, 자뼈의 뒤쪽 가장자리 위 1/3

지배 신경

자뼈신경(C7~T1)

작용

손목관절을 손바닥 쪽으로 그리고 자뼈 쪽으로 굽히게 한다. 또한 팔꿈치관절도 굽히게 한다(보조적 작용).

끝
콩알뼈[두상골], 갈고리뼈[유구골], 다섯째손허리뼈[제5중수골], 굽힘근지지띠[굴근지대]

근육을 찾아보자!

1 전체의 상태를 파악한다
손가락 끝까지 뻗지 않고 손목에서 끝난다는 점을 확인하자.

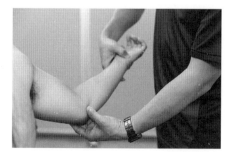

2 스트레칭을 해준다
손목관절에 노뼈 쪽으로 굽힘과 폄을 하게 해서 의도적으로 스트레칭을 해보자.

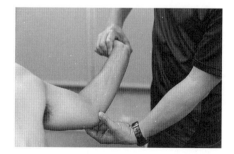

이미 알고 있는 독자도 많겠지만, **아래팔에는 근육이 많아서** 그 이름을 외우는 것만으로도 상당히 힘들다. 이 부분을 보고 근육 공부에 지레 겁을 먹는 사람도 있을 정도다. 그런 만큼 가르치는 사람도 세심한 주의를 기울이는데, 이렇게 세세하고 알기 어려운 부분은 전체 모습을 먼저 이해하는 것이 중요하다(90~91쪽 참조).

자신의 손바닥을 위로 한 뒤에 아래팔을 보자. 그 상태에서 가위바위보의 '바위! 보!' 동작을 되풀이하면 아래팔의 근육이 움직이는 것을 볼 수 있다. 더 자세히는, 주로 주먹을 쥘 때 근육이 크게 수축하는 것이 느껴진다. 이렇게 **손바닥을 위로 향했을 때 손목과 손가락을 굽히게 하는 근육들을 '아래팔굽힘근군[전완굴근군]'이라고 부른다.** 앞서 다루었던 얕은손가락굽힘근과 자쪽손목굽힘근도 아래팔굽힘근군에 속한다.

그리고 이상하게도 **아래팔굽힘근군 대부분은 위팔뼈의 '안쪽 위 관절융기[내측상과]'로 일컫는, 다시 말해 팔꿈치 안쪽의 튀어나온 부위에서 시작된다.** 이른바 '야구팔꿈치(야구에서 투구 때문에 생기는 팔꿈치 통증)'라고 하는 피로성(疲勞性) 장애는 투구 시에 '공을 쥐고 손목을 굽히는' 동작의 반복으로 위팔뼈의 '안쪽 위 관절융기'에 염증이 생기면서 발병한다.

이번엔 **손등을 위로 향하게 하여 아래팔을 한번 보자.** 조금 전에 보던 손바닥과는 반대쪽이다. **이쪽에 있는 근육은 '폄[신]'이라는 글자를 쓰는 근육이 많은, 아래팔폄근군[전완신근군]**이다. 문자 그대로, 손목이나 손가락을 펴는 데 필요한 근육이 많이 모여 있지만, 굽힘근군[굴근군]의 주된 시작 부위가 안쪽 위 관절융기[내측상과]인 반면에, 폄근군[신근군]의 그것은 위팔뼈의 '가쪽 위 관절융기[외측상과]'이다. 또한 이곳에서 염증이 생기는 증상을 '가쪽 위 관절융기염[외측상과염]'이라고 하는데, 이 질환은 백핸드를 반복함에 따라 손목을 손등 쪽으로 편 자세로 공을 치는 테니스 선수에게 잘 걸린다는 뜻에서 '테니스 엘보'로도 불린다. 물론 앞서 설명한 야구팔꿈치나 이번의 테니스 엘보가 그 스포츠에서 특별히 많이 발생하는 것은 아니다. 다만, 그와 같이 손목을 지나치게 쓰면 테니스를 하지 않더라도 누구나 테니스 엘보에 걸릴 수 있다. 이처럼 **고객이 일상에서 어떻게 움직이는지 그 경향을 파악해 신체적 부담이 나타나기 쉬운 부위를 예측해나가자.**

아래팔의 근육은 매우 복잡하고 많아서 이제까지 살펴본 부위뿐만 아니라, **'얕은 또는 깊은'이라고 표현하는 위치를 연상함으로써 기억하는 방법도 있다.** 여러분이 이해하기 쉽도록 90~91쪽에 전체 모습을 표로 정리해놓았다.

손가락폄근[[총]지신근]

Extensor digitorum

> 손가락을 펴는 근육 가운데 가장 힘이 세며, 아래팔 뒷면의 중앙 부분을 따라서 뻗어 있습니다. 눈으로 봐도 쉽게 알 수 있지요!

시작
위팔뼈의 가쪽 위 관절융기, 근육사이막[근간중격], 아래팔근막[전완근막]

지배 신경	작용
노신경깊은가지[요골신경 심지](C6~C8)	집게손가락부터 새끼손가락까지를 펴고, 손목관절[수관절]을 뒤쪽으로 굽힌다.

끝
- **가운데띠[중앙색]**: 집게손가락부터 새끼손가락까지의 중간마디뼈[중절골] 바닥면
- **양옆띠[측색]**: 집게손가락부터 새끼손가락까지의 끝마디뼈[말절골] 바닥면

근육을 찾아보자!

1 전체의 상태를 파악한다
손가락을 펴서 벌리게 하면 전체 모습을 알아보기 쉬워진다.

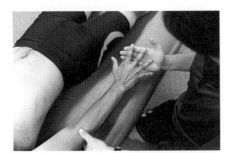

2 근육을 손으로 만져서 진찰한다
눌렀을 때 손가락이 펴지는 움직임이 보이면 올바르게 만져진 것이다.

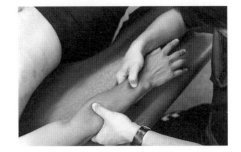

긴노쪽손목폄근[장요측수근신근]
Extensor carpi radialis longus

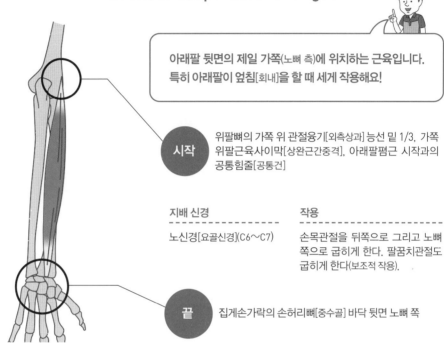

아래팔 뒷면의 제일 가쪽(노뼈 측)에 위치하는 근육입니다.
특히 아래팔이 엎침[회내]을 할 때 세게 작용해요!

시작
위팔뼈의 가쪽 위 관절융기[외측상과] 능선 밑 1/3, 가쪽
위팔근육사이막[상완근간중격], 아래팔폄근 시작과의
공통힘줄[공통건]

지배 신경
노신경[요골신경](C6~C7)

작용
손목관절을 뒤쪽으로 그리고 노뼈
쪽으로 굽히게 한다. 팔꿈치관절도
굽히게 한다(보조적 작용).

끝
집게손가락의 손허리뼈[중수골] 바닥 뒷면 노뼈 쪽

근육을 찾아보자!

1 전체의 상태를 파악한다
손가락 끝까지 뻗지 않고 손목에서 끝나는
것을 확인하자.

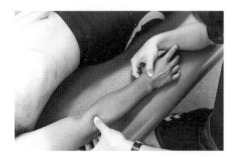

2 근육을 손으로 만져서 진찰한다
눌렀을 때 집게손가락이 펴지는 움직임이
보이면 제대로 만져진 것이다.

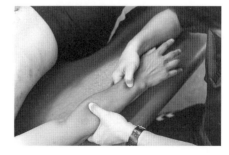

오른쪽 아래팔굽힘근군[전완굴근군](손바닥 쪽)

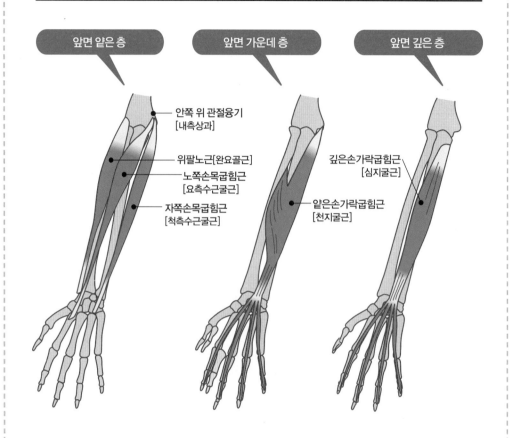

앞면 얕은 층

앞면 가운데 층

앞면 깊은 층

안쪽 위 관절융기
[내측상과]

위팔노근[완요골근]

노쪽손목굽힘근
[요측수근굴근]

자쪽손목굽힘근
[척측수근굴근]

얕은손가락굽힘근
[천지굴근]

깊은손가락굽힘근
[심지굴근]

분류	주요 근육	시작	주요 작용
아래팔굽힘근군 (손바닥 쪽 8개)	얕은 층: 위팔뼈 안쪽 위 관절융기에서 시작하는 근육 5개 ①원엎침근[원회내근] ②노쪽손목굽힘근 ③긴손바닥근 ④얕은손가락굽힘근 ⑤자쪽손목굽힘근 깊은 층: 아래팔에서부터 시작하는 근육 3개 ⑥깊은손가락굽힘근 ⑦긴엄지굽힘근[장무지굴근] ⑧네모엎침근[방형회내근]	위팔뼈의 안쪽 위 관절융기, 또는 아래팔	손가락과 손목의 굽힘

오른쪽 아래팔폄근군(전완신근군)(손등 쪽)

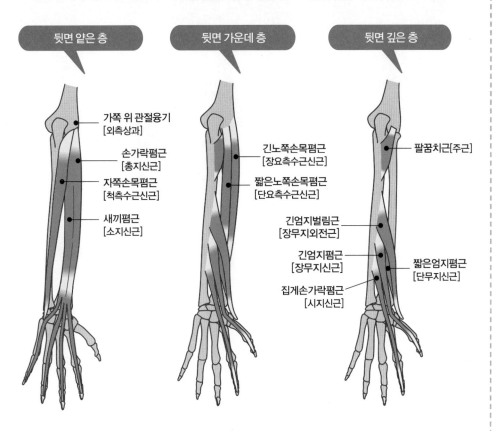

뒷면 얕은 층

- 가쪽 위 관절융기 [외측상과]
- 손가락폄근 [총지신근]
- 자쪽손목폄근 [척측수근신근]
- 새끼폄근 [소지신근]

뒷면 가운데 층

- 긴노쪽손목폄근 [장요측수근신근]
- 짧은노쪽손목폄근 [단요측수근신근]

뒷면 깊은 층

- 팔꿈치근[주근]
- 긴엄지벌림근 [장무지외전근]
- 긴엄지폄근 [장무지신근]
- 집게손가락폄근 [시지신근]
- 짧은엄지폄근 [단무지신근]

분류	주요 근육	시작	주요 작용
아래팔폄근군 (손등 쪽 11개)	**얕은 층**: 위팔뼈 가쪽 위 관절융기에서 시작하는 근육 6개 ①위팔노근[완요골근] ②긴노쪽손목폄근 ③짧은노쪽손목폄근 ④손가락폄근 ⑤새끼폄근 ⑥자쪽손목폄근 **깊은 층**: 근육 5개 ⑦뒤침근[회외근] ⑧긴엄지벌림근 ⑨짧은엄지폄근 ⑩긴엄지폄근 ⑪집게손가락폄근	위팔뼈의 가쪽 위 관절융기, 또는 아래팔 폄 0도 굽힘	손가락과 손목의 폄

팔의 피로 개선에 효과적인 스트레칭

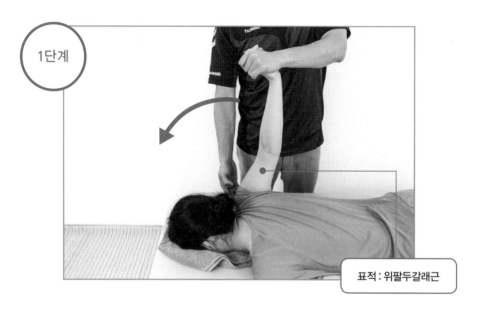

1단계

표적 : 위팔두갈래근

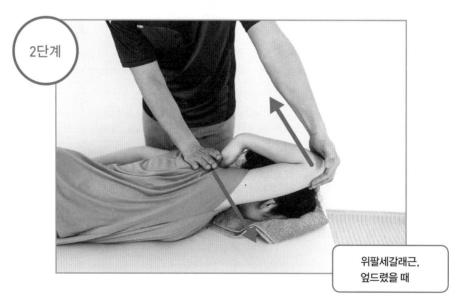

2단계

위팔세갈래근,
엎드렸을 때

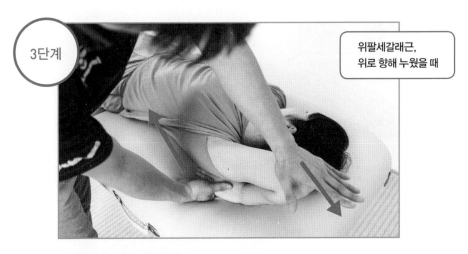

3단계

위팔세갈래근,
위로 향해 누웠을 때

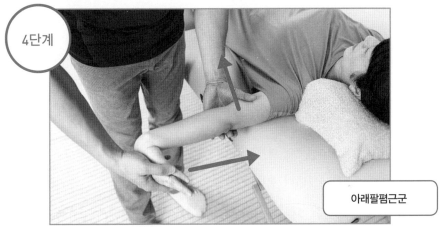

4단계

아래팔폄근군

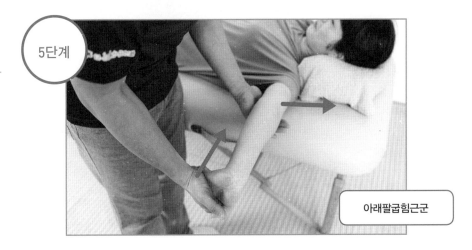

5단계

아래팔굽힘근군

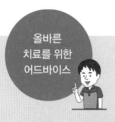

힘줄윤활막염 치료는
고객의 협력이 절실하다

팔의 장애 가운데 흔한 것이라면 '힘줄윤활막염[건초염]'을 들 수 있다. **힘줄윤활막[건초]이란 힘줄[건] 주위를 감싼 집[초]을 말하며, 힘줄을 보호하는 구실을 맡고 있다.** 힘줄과 힘줄윤활막은 적절한 윤활유로 채워져 있기에 보통은 움직임이 원활하지만, 너무 자주 쓰면 윤활유가 떨어지면서 마찰이 생겨 통증이나 염증의 원인이 된다.

흔히 팔에 생기는 불편감은 어느 정도 시간이 지나면 저절로 낫는다. 그러나 힘줄윤활막염은 직업병 등의 원인 때문에 2~3년 동안이나 지속될 수도 있다. 요컨대, 아무리 올바른 시술이나 케어를 하더라도 윤활유가 부족해지는 환경이 계속되는 한 통증이 사라지지 않는다.

힘줄윤활막염을 치료할 때는 아무래도 고객의 협력이 절실하다. 아무리 열심히 불을 끄려고 노력해도 처음 불이 난 곳에서 계속 불꽃이 살아난다면 불길을 잡을 수 없지 않겠는가.

아래 항목들을 정확히 파악하여 어디에 문제가 있는지 일일이 시험해보면서 개선책을 고객과 함께 찾아내는 것이 바람직한 치료법이라고 할 수 있다.

- 팔 사용량
- 팔 사용법
- 팔 사용 후의 케어
- 본디의 능력 (근력·자구력)

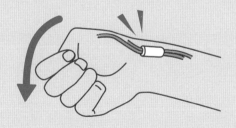

제4장

요통을 개선하려면
허리 주위의 근육을
알아야 해요!

요통의 개선

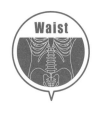

4-1
요통이 생기는 이유

요통 환자가 2,800만 명이나 될 정도로 요통은 일본의 '국민생활 기초조사'에서 1위 혹은 2위를 차지하는 국민병이다. 우리 고객 중에도 요통을 호소하는 분들이 가장 많다. 그러니 **요통 시술을 잘 익혀두는 것이야말로 치료사의 최소 조건**이라고 할 수 있다.

주목해야 할 사항은 **요통 환자의 무려 85%가 그 원인을 모른다**는 사실이다. 원인을 몰라 갈 곳이 없는 요통 난민들의 고통은 우리 치료사들이 해결해야 하는 문제라고 생각한다. 의료 종사자의 부담을 덜어주기 위해서라도 **치료사들이 제일선에서 요통을 예방하는 조처를 적극적으로 추진해야 한다.** 이 책을 참고로 요통 치유법을 부디 많이 익히기를 바란다.

흔히들 허리 시술이 어렵다고 하는데, 그 이유는 요통의 유형이 다양하기 때문이다. 예컨대 뻐근함이나 피로처럼 지친 근육이 원인인 요통이 있고, 비뚤어짐이나 튀어나옴처럼 어긋난 뼈가 원인인 요통이 있으며, 너무 운동을 하지 않은 탓에 몸이 굳어버려서 오는 요통이 있는가 하면, 반대로 허리를 혹사하여 생기는 요통도 있다. 이같이 **다양한 요인 탓에 요통의 유형도 다양하기에 각 유형에 맞는 시술과 도움말이 필요**하다.

남녀 구분 없이 요통에 시달리는 사람들이 많다

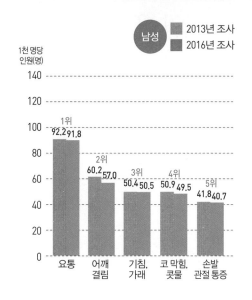

남성
- 2013년 조사
- 2016년 조사

1천 명당 인원(명)

1위 92.2 91.8	2위 60.2 57.0	3위 50.4 50.5	4위 50.9 49.5	5위 41.8 40.7
요통	어깨 결림	기침, 가래	코 막힘, 콧물	손발 관절 통증

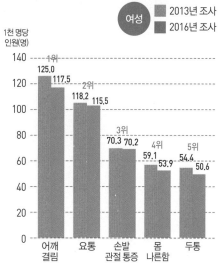

여성
- 2013년 조사
- 2016년 조사

1천 명당 인원(명)

1위 125.0 117.5	2위 118.2 115.5	3위 70.3 70.2	4위 59.1 53.9	5위 54.4 50.6
어깨 결림	요통	손발 관절 통증	몸 나른함	두통

'자각증상이 있는 사람의 비율이 높은 증상 5가지'
(복수 응답, 후생노동성의 '국민생활 기초조사'에서 인용)

원인을 정확히 알 수 없는 요통이 대부분이다

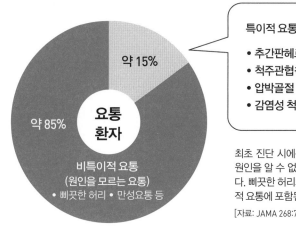

약 15%

요통 환자

약 85%

비특이적 요통
(원인을 모르는 요통)
• 삐꿋한 허리 • 만성요통 등

특이적 요통(원인이 밝혀진 요통)

- 추간판헤르니아
- 척주관협착증
- 압박골절
- 감염성 척추염이나 암의 척추 전이

최초 진단 시에는 전체 요통 환자의 약 85%가 원인을 알 수 없는 '비특이적 요통'을 앓고 있었다. 삐꿋한 허리와 일반적인 만성요통도 비특이적 요통에 포함된다.

[자료: JAMA 268:760~765.1992]

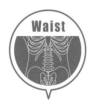

Waist

4-2
골반의 올바른 위치

세미나에 참가한 수강생에게서 종종 "골반은 어떤 위치에 있는 게 올바른 가요?"라는 질문을 받는다. 하지만 이에 답하기는 상당히 어렵다.

예를 들어, 골반의 움직임에는 앞기욺[전경. 궁둥이가 튀어나온 모양]과 뒤기욺[후경. 고령자형]이 있는데, 서 있을 때는 척추가 S자 모양으로 굽기에 약간 앞으로 기울이는 자세를 취하여 무게중심을 유지하지만, 위를 향해 누웠을 때는 등이 받는 중력이 서 있을 때와 달라지므로 앞으로 기울일 필요가 없다.

결론적으로, **골반의 올바른 위치나 움직임이 그때그때 달라지므로 "이 위치가 옳다"라는 정답은 존재하지 않는다.** 예를 들어 큰 공 위에 앉아 있으려면 상체가 흔들리지 않도록 골반으로 열심히 균형을 잡아야 하지 않겠는가. 이때는 앞기욺와 뒤기욺은 물론이고, 때로는 뒤틀림마저 필요하다.

골반에 필요한 것은 '마음대로 움직일 수 있는 자유'이며, 제아무리 좋은 위치에 있다손 치더라도 한 자리에 고정돼 있으면 오히려 불편을 부르는 원인이 되기도 한다. 내 고객 가운데는 이렇게 골반이 고정된 사람이 많은데, 그런 모습을 볼 때마다 나는 이 위치를 바꿔야겠다고 생각해본 적이 없다. 왜냐하면 사람의 몸놀림이 다양하기 때문에 그에 맞춰 자유자재로 움직일 수 있는 골반을 우선적으로 만들어주고 싶어서다.

그러면 **골반이 자유자재로 움직이게 하려면 어떻게 해야 될까?** 이는 앞기욺, 뒤기욺, 그 중간인 중립 위치 등 어떤 모양새로 고정돼 있는가에 따라 대응이 달라진다. 여기서는 그런 골반의 형상으로 이끄는 근육을 살펴보자. 시술 시에는 **단련해야 할 근육과 이완해야 할 근육의 차이**를 참고하자.

골반의 기욺

골반의 형상	 앞기욺	 뒤기욺
이완해야 할 근육	● 넙다리네갈래근[대퇴사두근] ● 넙다리근막긴장근[대퇴근막 긴장근] ● 엉덩허리근[장요근]: 큰허리근[대요근], 작은허리 근[소요근] 등 ● 척주기립근	● 허벅지 뒷근육(햄스트링) ● 볼기근군[둔근군] ● 배근육군[복근군]
단련해야 할 근육	● 허벅지 뒷근육 ● 볼기근군 ● 배근육근: 배곧은근[복직근], 배가로근[복횡근] 등	● 척주기립근 ● 넙다리네갈래근 ● 엉덩허리근 ● 넙다리근막긴장근
나타나는 자세	● 허리앞굽음증[요추전만] ● 등뼈뒤굽음증[흉추후만]: 새우등 ● 머리앞기울기[두부전경]	● 일자 목(거북목) ● 새우등처럼 굽은 등

102

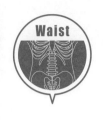

4-3
허리의 굽힘과 폄,
옆굽힘, 돌림

Waist

허리의 움직임으로는 굽힘과 폄, 좌우의 돌림과 옆굽힘[측굴]이 있는데, 목의 움직임과 거의 같다. 이처럼 동작의 가동범위가 넓은 이유는 그 구조에 있다. **골반에서 세로로 뻗어나가는 허리뼈[요추]에는 갈비뼈에 닿을 때까지의 좌측과 우측에 큰 공간이 있는데, 이 빈 곳을 이용하여 몸을 크게 움직일 수 있는 것이다.** 바꿔 말하면, **구조적으로 대단히 불안정**하다고 할 수 있다. 그러므로 근육에 의존하게 되어 근육의 상태에 따라 컨디션이 좋아지거나 나빠지거나 한다.

허리의 움직임에 관여하는 근육에는 배속빗근[내복사근], 배바깥빗근[외복사근], 허리네모근[요방형근], 넓은등근[광배근] 등이 있다.

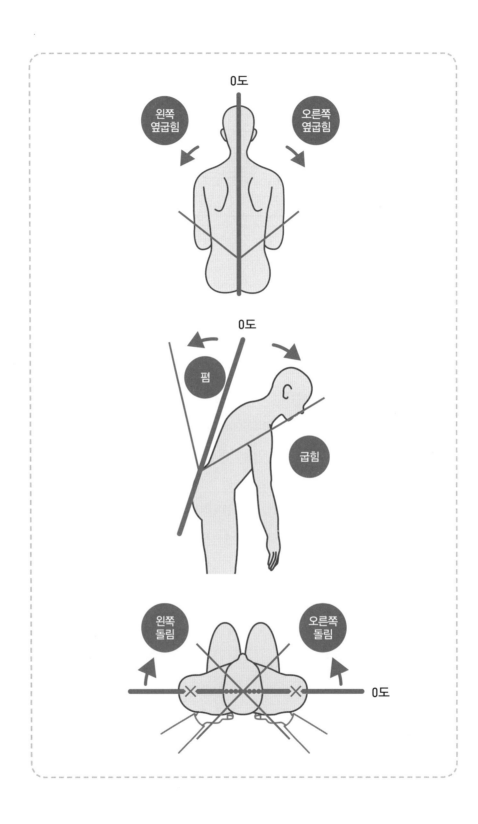

허리뼈의 양옆에는 공간이 있다.

갈비뼈와 엉덩뼈[장골] 사이에는 허리뼈만 있으며, 좌측과 우측이 비어 있다. 그 공간을 배속빗근, 배바깥빗근, 허리네모근, 넓은등근 등이 떠받친다.

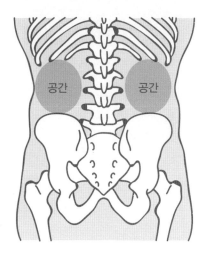

가동범위가 넓은 만큼 불안정하다!

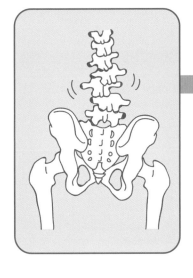

주변을 지탱하는 근육의 상태가 통증의 열쇠를 쥐고 있다!

주위를 떠받치는 근육의 상태가 나쁘면 요통이 생긴다. 요통은 마사지로는 해결하기가 어렵고, 스트레칭을 하는 것이 효과적이다.

배속빗근[내복사근]
Internal oblioque

배바깥빗근보다 깊은 곳에 있지만, 배가로근보다는 얕은 위치에 있어요. 배변, 기침, 분만 등 배 안의 압력을 높여야 할 때 활약해요!

시작 샅고랑인대[서혜인대] 가쪽 1/2, 엉덩뼈근막, 엉덩뼈능선[장골능] 중간선의 앞 2/3, 등허리근막[흉요근막]의 깊은 층

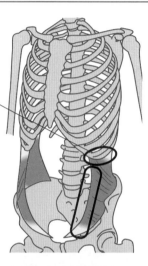

끝

• **상부:** 제10~12 갈비뼈 연골 아래 가장자리
• **중부:** 배바깥빗근 과 배가로근의 힘 줄막[건막]
• **하부:** 배가로근의 얇은 힘줄막

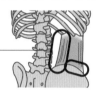

지배 신경

갈비사이신경[늑간신경] (T10~T12), 엉덩아랫배신경 [장골하복신경]과 엉덩샅굴신경[장골서혜신경]의 가지

작용

몸통의 굽힘, 옆굽힘, 옆돌림을 주도하며, 골반을 옆으로 기울게 한다.

근육을 찾아보자!

1 근육의 뻗음을 파악한다
엉덩뼈에서 위를 향해 비스듬히 뻗어나간 근육을 확인하자.

2 근육의 수축을 손으로 만져서 확인한다
근육이 뻗어나간 쪽으로 몸통을 비틀면 근육이 수축하는 상태를 손으로 만져서 느끼기 쉬워진다.

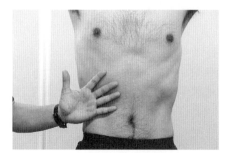

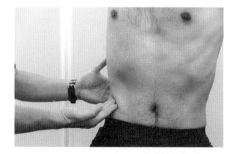

배바깥빗근[외복사근]
External oblique

옆구리에서 가장 겉에 드러나는 근육인데, 배속빗근보다 몸통의 움직임에 더 많이 작용해요!

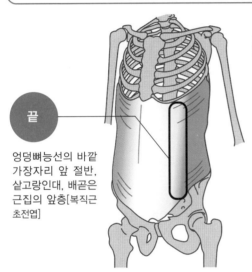

끝

엉덩뼈능선의 바깥 가장자리 앞 절반, 샅고랑인대, 배곧은 근집의 앞층[복직근 초전엽]

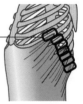

시작

제5~12갈비뼈 바깥면과 아래 가장자리

지배 신경
- - - - - - - - -
갈비사이신경[늑간신경](T5~T12), 엉덩아랫배신경[장골하복신경]과 엉덩샅굴신경[장골서혜신경]

작용
- - - - - - - - -
몸통의 굽힘, 옆굽힘, 반대쪽으로의 돌림을 주도하며, 골반을 뒤로 그리고 옆으로 기울게 한다.

근육을 찾아보자!

1 근육의 뻗음을 파악한다
바깥에서 중심을 향해 아래로 비스듬히 뻗어 있는 근육을 확인하자.

2 근육의 수축을 손으로 만져서 확인한다
몸통을 반대편으로 비틀면 근육의 수축을 손으로 만져서 느끼기 쉬워진다.

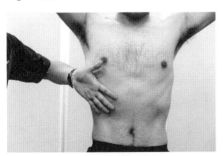

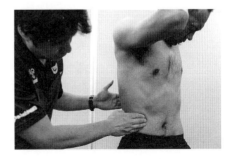

허리네모근[요방형근]
Quadratus lumborum

> 깊이 위치해 있고 크기가 작지만, 골반을 통해 엉덩관절(고관절)을 위로 올리거나
> 제12갈비뼈를 아래로 내리거나 해요!

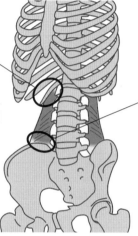

끝

제12갈비뼈, 제1~4
허리뼈의 가로돌기
[횡돌기]

시작

엉덩뼈능선과 엉덩허리인대
[장요인대]
※ 시작과 끝 부위가 모두 뒷면
에 있다.

지배 신경
제12갈비사이신경, 제1~4허리신경

작용
• **한쪽:** 몸통을 같은 쪽으로 굽힌다.
• **양쪽:** 기침, 진통, 변비 등일 때 배에 힘
을 준다. 제12갈비뼈를 고정한다.

근육을 찾아보자!

1 전체 모습을 파악한다
엉덩뼈[장골]와 갈비뼈를 손으로 만져서 그
림으로 본 내용보다도 더 자세한 것을 알
아내자.

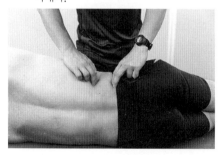

2 근육을 손으로 만져서 진찰한다
허리뼈의 양옆에 있으므로 손을 깊숙이
넣어서 만져가면서 진찰하자.

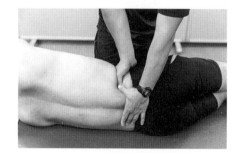

넓은등근[광배근]
Latissimus dorsi

우리 몸에서 면적이 제일 넓은 근육으로 운동 시에 무척 중요합니다. 이 근육을 단련하면 이른바 '역삼각형' 몸매를 만들 수 있어요!

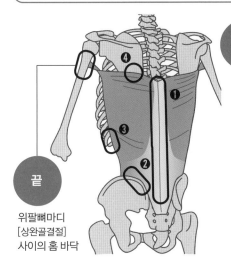

시작

- **척추뼈[추골]부:** ❶ T7~L5 가시돌기, 정중엉치뼈능선[정중천골능], 가시끝인대[극상인대]
- **엉덩뼈부:** ❷ 엉덩뼈능선 뒤 1/3
- **갈비뼈부:** ❸ 제10~12갈비뼈
- **어깨뼈부:** ❹ 어깨뼈 아래 모서리

끝

위팔뼈마디
[상완골결절]
사이의 홈 바닥

지배 신경
- -
가슴등신경[흉배신경] (C6~C8)

작용
- -
어깨관절의 폄 · 모음 · 안쪽돌림을 주도하며, 팔이음뼈[견갑대]를 아래로 내리고, 팔을 고정했을 때 골반을 올리거나 앞으로 기울게 한다.

근육을 찾아보자!

1 수축을 파악한다
어깨관절을 편 자세에서 모음 동작을 하면 근육이 수축한 상태를 볼 수 있다.

2 스트레칭을 해보자
어깨에 근육 작용의 반대 방향으로 벌림·가쪽돌림의 동작을 가해서 근섬유가 펴진 것을 확인하자.

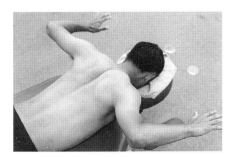

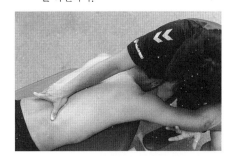

자, 여기까지 몇 개의 근육을 소개했다. 이들의 공통점은 **대부분 위치나 구조상 지압과 같은 마사지의 접근이 어렵**다는 것이다. 배빗근[복사근]과 넓은등근은 아주 얇으면서 범위가 넓으며, 허리네모근은 크기가 작을 뿐만 아니라 뻗어 있는 위치도 깊기 때문에 근육을 손으로 만져서 진찰하는 데 대단한 기교가 필요하다(허리네모근은 만지는 것조차 불가능하다고 말하는 치료사도 있다). 따라서 **스트레칭이 효과적**인데, 이것도 역시 간단하지 않아서 정확히 시술하지 않으면 효과가 없으므로 113~116쪽에 소개한 기술을 참고하기 바란다.

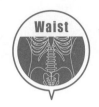

4-4
복압에 관한 인식 전환

요통 예방에서 피할 수 없는 요소가 복압(腹壓)이다. 앞서 허리뼈 양옆으로 공간이 있다고 했는데, 허리뼈 앞쪽도 크게 비어 있다. 이곳에는 위, 장 등의 내장이 들어 있고 이 전체를 복막(腹膜)이 둘러싸고 있다.

복막 속의 압력을 복압이라고 부른다. 마치 배 속에 비닐 소재의 공이 들어 있는 것과 같은 모양이며, 이 부분이 오므라들면 '복압이 낮다', 빵빵하게 부풀면 '복압이 높다'고 표현할 수 있다. 일상에서나 열심히 운동할 때는 **복압이 높은 편이 낫다**는 점은 말할 필요도 없다.

허리 부근에는 얇고 넓은 근육이 많은데, 그 근육들이 복압이 새어나가지 않도록 막아주는 구실을 하는 것 같다. 그러므로 이 근육들이 제대로 기능하지 않으면 요통이 생기는 것은 물론, 치료사들이 비뚤어진 부위를 고치거나 근육을 이완하는 등 제아무리 올바른 처치를 하더라도 다시 허리 통증에 시달리게 된다.

게다가 복압은 호흡과도 밀접하게 관련이 있고, 요통뿐만 아니라 어깨 결림, 무릎 통증을 포함해 온몸에 영향을 미치기에 매우 중요하다. 바꿔 말해서, **복압을 높일 수 있다면 다양한 불편 증상들을 치유할 수 있다.** 건강에 가장 중요한 부분이 허리라고들 하는데, 정말 그런 것 같다.

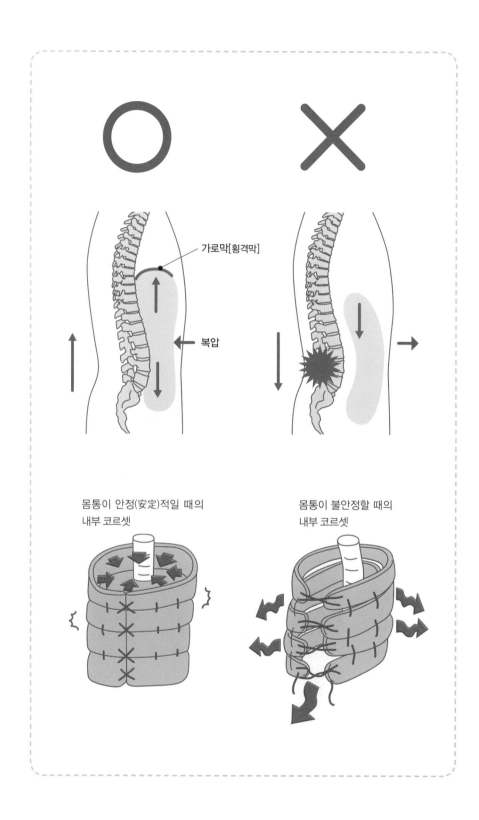

가로막[횡격막]

복압

몸통이 안정(安定)적일 때의
내부 코르셋

몸통이 불안정할 때의
내부 코르셋

허리 스트레칭 실기 편
요통의 개선에 효과적인 스트레칭

허리 통증의 개선에 효과적인 스트레칭

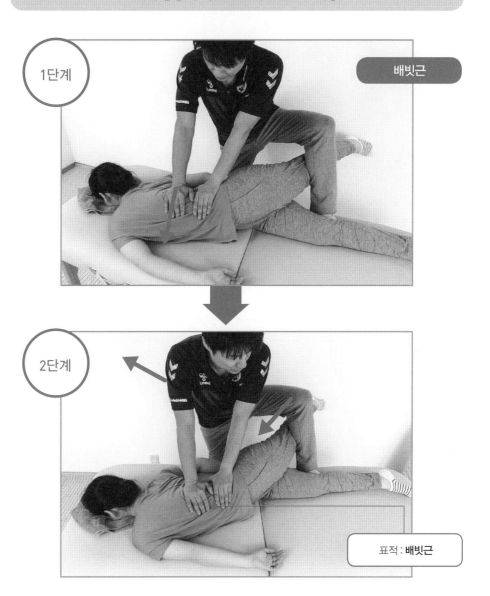

1단계

배빗근

2단계

표적 : 배빗근

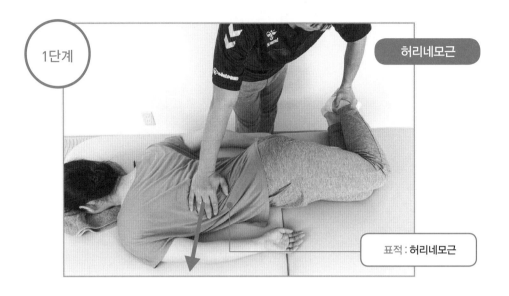

1단계

허리네모근

표적 : 허리네모근

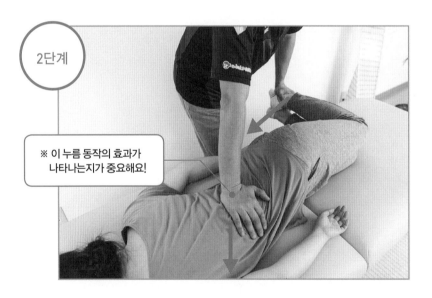

2단계

※ 이 누름 동작의 효과가
나타나는지가 중요해요!

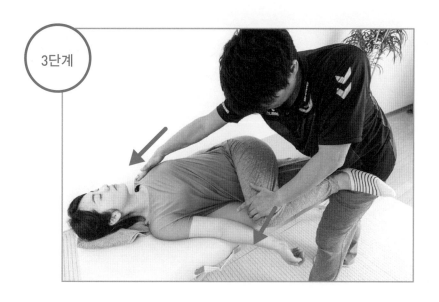

3단계

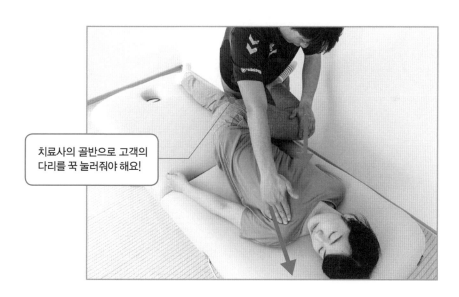

치료사의 골반으로 고객의
다리를 꾹 눌러줘야 해요!

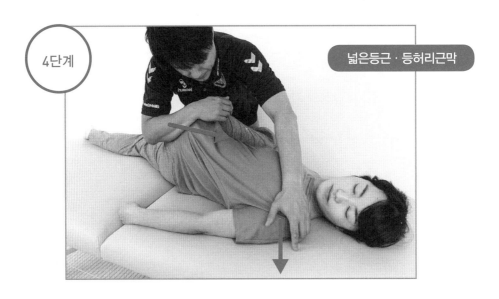

4단계

넓은등근 · 등허리근막

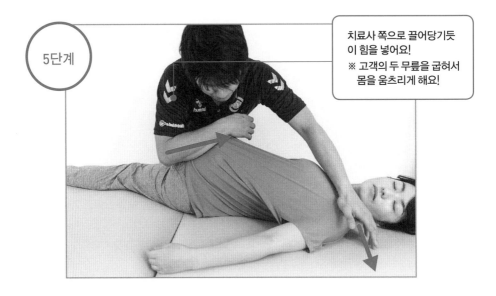

5단계

치료사 쪽으로 끌어당기듯
이 힘을 넣어요!
※ 고객의 두 무릎을 굽혀서
   몸을 움츠리게 해요!

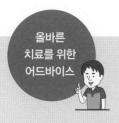

나만의 요통 치료
레시피를 만들자

　요통에 대한 틀에 박힌 대책을 들을 때가 있다. "어떠한 요통도 치료할 수 있는 마법의 정체법(整體法), 신의 손과 같은 시술 지침서가 있다"라는 주장들인데, 나는 이런 이야기를 들을 때마다 치료사들이 그런 쪽으로 학습할까봐 걱정이 된다.

　이러한 주장들은 요리로 말하면, '레시피'다. 초보자에게는 분명히 소중한 길잡이가 되지만, **일류 셰프들은 레시피를 보고 요리를 만들지 않는다. 그들에게 "다른 요리사의 레시피를 그대로 이용하나요?" 하고 질문하면 당연히 "아니요"라고 대답할 것이다.**

　요통은 유형이 다양하지만, 그 분류는 정해진 것이 아니라 치료사 개개인이 자신의 지식이나 경험을 토대로 만들어내는 것이라고 나는 가르친다. 사람마다 생김새가 다르듯 고객 각자에게 맞춰 시술법이나 접근법을 정하는 것이 바람직하다. 그리고 시술에는 반드시 결과가 따르는 법인데 "그 기술이 옳았어!" 혹은 "그 기술은 좋지 않았어!"라며 지적하거나 결정할 수 있는 이는 오로지 시술받은 고객뿐이다.

말하자면, 좋은 요리사에게 필요한 것은 레시피가 아니라 식료품과 조리법에 대한 다양한 지식을 몸에 익힘으로써 재료를 보자마자 맛있는 요리를 떠올릴 수 있는 상상력을 갖추는 일이다. 그러려면 우리 치료사들에게 필요한 것은 바로 인체의 지식, 즉 해부생리학 지식이다. 진심으로 고객의 몸을 편안하게 하고 싶다면 아래의 글을 마음속에 깊이 새겨두자.

누군가가 만든 레시피를 기억하는
치료사가 아니라,
자신의 레시피를 만들어내는
치료사가 되자!

제5장

다양한 동작을 하는
엉덩이가
피로해지는 원인을
파헤쳐봐요!

엉덩이의 피로 개선

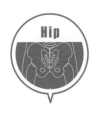

5-1
엉덩이가 피로해지는 이유

　엉덩이[둔부]는 내가 수강생들을 가르칠 때 제일 많은 시간을 들이고 정성을 쏟는 부위다. 엉덩이에는 크고 작은 근육들이 무척 복잡하게 얽혀 있기 때문이다. 이 근육들에 대해 잘 알면 그만큼 시술하기가 수월한 부위도 없지만, 이를 이해해서 시술을 행하기까지는 상당한 훈련이 필요하다.

　엉덩이가 피로해지는 이유는 그 부위가 복잡한 구조를 통해서 다양하게 움직이기 때문이다. 구체적으로는 엉덩관절[고관절]의 동작을 들 수 있는데, 이는 어깨관절과 같은 절구관절로 분류되므로 모든 방향으로 움직일 수 있다. 또한 **사람에 따라서 가동범위의 차이가 다른 어느 부위보다도 크다**는 특징이 있다. 발레나 스모의 준비운동인 '가랑이 벌리기'처럼 다리를 180도(또는 그 이상)로 벌릴 수 있는 사람도 있고, 반대로 거의 움직이지 못하는 사람도 있다. 이런 개인차가 몸에 불편함을 일으키는 가장 큰 이유일 수도 있다.

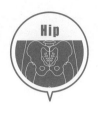

5-2
엉덩이의 움직임
(엉덩관절의 폄, 가쪽돌림)

Hip

엉덩이의 주된 동작으로는 **엉덩관절의 폄과 가쪽돌림**이 있다. 둘 다 대단히 중요한 몸짓이며 **걸을 때, 달릴 때, 그리고 앉았다가 일어설 때 등의 움직임에서 엉덩이를 뒤로 밀어내는 추진력이 되는 동작**이다. 발레 무용수가 서 있는 자세를 상상해보자. 발끝을 바깥으로 향한 채 서 있는데(이것이 엉덩관절의 가쪽돌림 자세다), 이 상태를 유지하는 근육을 사용하면 높이 그리고 멀리 점프할 수 있다. 수영의 평영 동작에서 물을 차는 다리도 가쪽돌림 자세다. 반대로, 엉덩이를 잘 쓸 수 없게 되면 보폭이 좁아지거나 걷는 속도가 느려진다.

엉덩관절의 가동범위는 안쪽돌림과 가쪽돌림 모두 45도이다(122쪽 그림 참조).

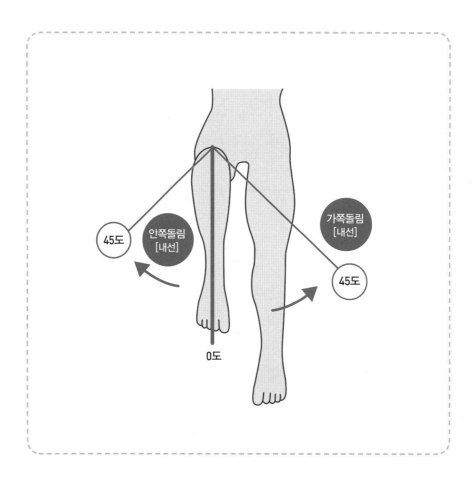

엉덩이의 움직임에 관계하는 근육으로는 먼저 3개로 나뉘는 볼기근군[둔근군]을 들 수 있다. 표층에서부터 내부로 깊이 들어가면서 대·중·소와 같이 근육의 크기도 작아진다.

크기가 큰 **큰볼기근[대둔근]**은 표층에 위치하며, 엉덩이를 둥근 모양으로 만드는 근육이다. 이는 '히프 업(hip up)' 등 몸매를 아름답게 가꾸려는 사람에게 중요한 근육이며, 크기가 큰 만큼 힘도 좋아서 스포츠와 같은 기능적인 동작을 할 때도 활약한다.

중간볼기근[중둔근]과 **작은볼기근[소둔근]**은 엉덩관절의 안정화에 이바지한다. 특히 중간볼기근은 '외다리 서기'를 할 때 작용하기 때문에 어떤 이유로 장애가 생기면 **외다리로 설 때 골반이 비스듬히 쏠리는 현상[트렌델렌버그(Trendelenburg) 징후]**이나, **상반신을 마비(麻痺)된 쪽으로 기울이는[뒤쉔(Duchenne) 징후]** 보상동작이 일어난다(127쪽 그림 참조). 이런 조짐은 '트렌델렌버그 테스트'라고 불리는 검사에서도 발견할 수 있고, '혹시 중간볼기근을 잘 쓰지 못하는 건 아닐까?' 하고 길거리에서 오가는 사람을 자주 관찰하면 알아차릴 수도 있다. 그러니 평소에 사람들의 움직임이나 자세를 관찰하는 습관을 들이는 것도 좋다. 시술 방법으로는, 근육이 깊을수록 마사지하기가 어려우므로 스트레칭을 하는 편이 좋다.

큰볼기근[대둔근]
Gluteus maximus

단일 근육으로는 우리 몸에서 제일 크고 무거운 근육입니다. 엉덩이를 둥글게 만들어주므로 몸매에 신경 쓰는 분은 주목하세요!

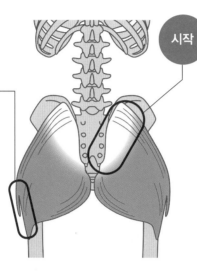

시작

• **표층:** 엉덩뼈능선의 위쪽 뒷면 엉덩뼈가시[상후장골극], 엉치뼈[천골] 아래쪽 뒷면, 꼬리뼈[미골] 옆면
• **심층:** 엉덩뼈의 뒤볼기근선[후둔근선], 엉치가시근널힘줄[천극근건막], 엉치결절인대[천결절인대], 중간볼기근[중둔근]을 포함한 볼기근 널힘줄[둔근건막]

지배 신경
- -
아래볼기신경[하둔신경](L5~S2)

작용
- -
엉덩관절의 폄, 가쪽돌림, 벌림, 모음을 주도한다.

끝

• **윗부분과 아랫부분의 표층:** 엉덩정강근막띠[장경인대]
• **아랫부분의 심층:** 넙다리뼈볼기근거친면[대퇴골둔근조면]

근육을 찾아보자!

1 전체 모습을 파악한다
엉덩이의 부푼 곳을 손으로 꽉 움켜쥐어서 근육 전체를 확인하자.

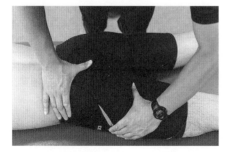

2 근육을 손으로 만져서 진찰한다
손바닥과 손목으로 근육을 내리눌러서 밖으로 짜내는 듯한 감각을 손으로 느껴보자.

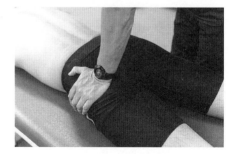

중간볼기근[중둔근]
Gluteus medius

이 근육은 쉽게 피로해지지만 이완도 잘되어 치료사들이 시술에 자신있어 하는 근육입니다. 위 가쪽 부분 이외의 대부분은 큰볼기근에 덮여 있어서 손으로 진찰할 때 주의해야 합니다!

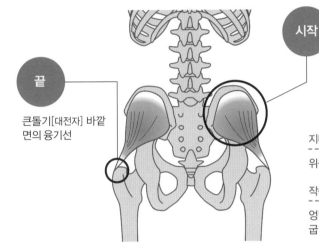

시작 엉덩뼈능선의 바깥 테두리, 뒤 볼기근선과 앞볼기근선[전둔근선] 사이의 볼기근면, 볼기근널힘줄

끝 큰돌기[대전자] 바깥면의 융기선

지배 신경
위볼기신경[상둔신경](L4~S1)

작용
엉덩관절의 벌림, 안쪽돌림, 가쪽돌림, 굽힘을 주도한다.

근육을 찾아보자!

1 수축을 확인한다
엉덩관절에 벌림을 취하게 하여 근육의 수축을 확인하자.

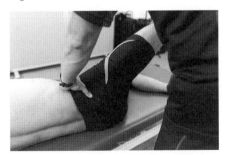

2 근육을 손으로 만져서 진찰한다
큰볼기근에서 벗어나 있는 위 가쪽[상외측]을 누르면서 엉덩관절을 움직이자.

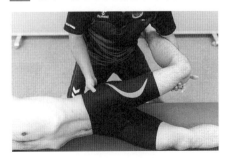

작은볼기근[소둔근]
Gluteus minimus

큰볼기근, 중간볼기근보다 더 깊은 곳에 있는 근육입니다. 똑바로 섰을 때 골반을 지탱하는 구실을 하므로 접근할 수 있다면 시술에 도움이 되지요!

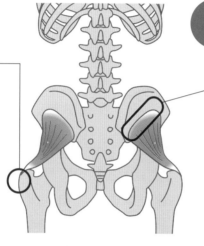

시작
앞볼기근선과 아래볼기근선 [하둔근선] 사이의 엉덩뼈 가쪽면, 큰궁둥파임[대좌골절흔]의 가장자리

끝
큰돌기 앞쪽 가장자리의 눌림 흔적 [대전자전연압흔], 일부는 엉덩관절 주머니[고관절포]

지배 신경
- -
위볼기신경(L4~S1)

작용
- -
엉덩관절의 벌림을 주도하고 안쪽 돌림을 돕는다.

근육을 찾아보자!

1 근육을 손으로 만져서 진찰한다
엉덩관절에 굽힘 자세를 취하게 하면 뒷면이 벌어져서 손으로 진찰하기 쉬워진다.

2 근육이 뻗은 선을 따라 손으로 만져서 진찰한다
1의 사진처럼 손으로 누른 상태에서, 근육의 시작과 끝 부위를 향하여 손가락을 조금씩 움직이며 진찰한다.

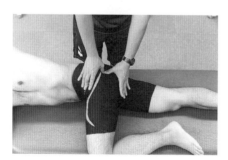

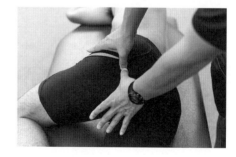

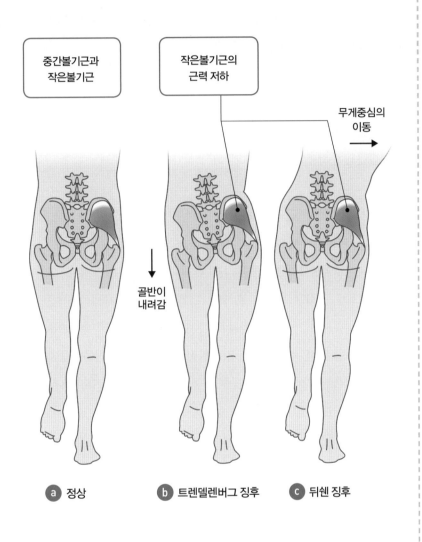

중간볼기근과
작은볼기근

작은볼기근의
근력 저하

무게중심의
이동

골반이
내려감

ⓐ 정상   ⓑ 트렌델렌버그 징후   ⓒ 뒤쉔 징후

ⓑ트렌델렌버그 징후에서는 축이 되는 다리(위 그림에서는 오른다리)의 반대쪽 골반
(위 그림에서는 왼쪽)이 아래로 처진다.

ⓒ뒤쉔 징후에서는 골반이 내려가지 않도록 몸통을 축이 되는 다리(위 그림에서는 오
른다리) 쪽으로 기울인다(보상동작).

이제는 엉덩이의 움직임에 관여하는 근육 6개에 관해 살펴보자. 이 6개의 근육은 '가쪽돌림 여섯 근육'이라고도 불리며, **엉덩관절의 가쪽돌림을 주도하는 근육군과 같은 일을 맡고 있다.**

엉덩관절의 가쪽돌림이라는 움직임을 복습하면, 아래와 같은 동작이다.

- **무릎을 편 자세에서는 ······ 발끝을 바깥으로 향할 때 엉덩관절의 움직임**
- **무릎을 굽힌 자세에서는 ······ 이른바 '책상다리로 앉은 자세'**

일상에서는 이러한 근육의 사용이 거의 자연적으로 이루어진다. 그런데도 왜 엉덩이가 피곤하다는 사람이 많은 것일까?

그 이유는 '엉덩관절의 안쪽돌림 억제' 때문이다. 예컨대, 고령자 가운데는 안짱다리(안쪽돌림 자세)인 사람이 흔하다. 이는 안쪽돌림 자세로 굳어졌다고 볼 수도 있지만, 동시에 가쪽돌림 자세를 유지하지 못해서 안쪽돌림으로 변한 것으로 여길 수도 있다. 다시 말해, **가쪽돌림 근육이 약하면 안쪽돌림 자세로 변한다**는 뜻이다. 물론, 반대로 안쪽돌림 근육이 약할 때는 엉덩관절에 가쪽돌림 자세가 나타날 수도 있다(135쪽 그림 참조).

앞서 말했듯이, 가쪽돌림 근육의 힘이 약해지면 엉덩관절에 안쪽돌림 자세가 나타난다. 그렇다면 근력 저하가 아니라 수축을 일으키는 **경결(硬結. 단단하게 굳음)** 상태에서는 어떻게 될까? 이는 수축이 일어나는 자세이기에 가쪽돌림 자세가 나타난다고 상상할 수 있다. 아까 나온 안쪽돌림 자세와는 정반대다. 바꿔 말하면, **안쪽돌림 자세에도 가쪽돌림 자세에도 엉덩관절 가쪽돌림 근육의 이상이 있다**는 점에서 눈에 보이는 것만으로는 판단할 수 없다. 그렇다고 당황할 필요는 없다. 더 면밀히 검사하여 원인을 찾으면 된다.

궁둥구멍근[이상근]
Piriformis

> 궁둥신경통[좌골신경통]을 일으키는 것으로도 잘 알려진 큰볼기근의 깊은 곳에 있는 근육입니다. 엉치뼈[천골]와 볼기뼈[관골]의 위치를 좌우하는, 굉장히 중요한 근육이에요!

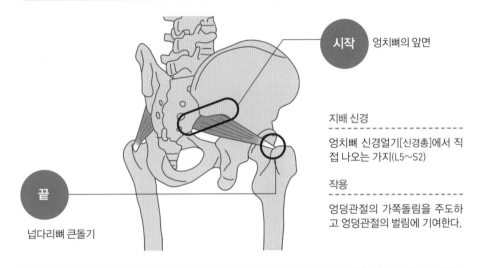

시작 엉치뼈의 앞면

끝 넙다리뼈 큰돌기

지배 신경
엉치뼈 신경얼기[신경총]에서 직접 나오는 가지(L5~S2)

작용
엉덩관절의 가쪽돌림을 주도하고 엉덩관절의 벌림에 기여한다.

근육을 찾아보자!

1 전체 모습을 파악한다
넙다리뼈 큰돌기의 위치를 확인하자. 큰돌기와 엉치뼈 사이에 이어진 근육이 궁둥구멍근이다.

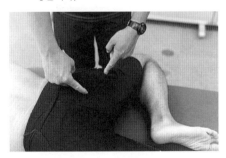

2 근육을 손으로 만져서 진찰한다
엉덩관절에 벌림과 가쪽돌림 자세를 취하게 한 후 시작 부위인 엉치뼈 앞면을 표적으로 하여 깊게 만져서 진찰하자.

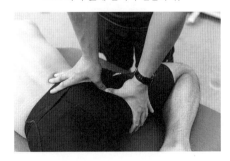

위쌍동근[상쌍자근]
Superior gemellus

> 궁둥구멍근과 속폐쇄근[내폐쇄] 사이에 위치하는 작은 근육이에요. 약하게 작용하지만,
> 속폐쇄근을 보조하는 근육으로서의 구실은 중요해요!

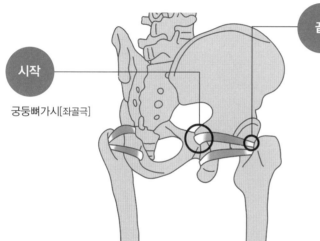

끝
넙다리뼈 큰돌기(안쪽면)와 속폐쇄근의 힘줄이 함께 끝을 맺는다.

시작

궁둥뼈가시[좌골극]

지배 신경

엉치뼈 신경얼기[신경총]에서 직접 나오는 가지(S1~S3)

작용

엉덩관절의 가쪽돌림을 주도한다.

근육을 찾아보자!

1 근육을 손으로 만져서 진찰한다
엉덩관절에 벌림과 안쪽돌림 자세를 취하게 하여 손으로 만져서 진찰한다.

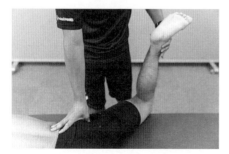

2 근섬유의 움직임을 손으로 만져서 느낀다
1의 상태에서 엉덩관절을 가쪽으로 돌려가면 근육의 움직임을 느낄 수 있다.

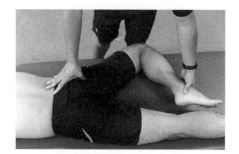

130

아래쌍동근[하쌍자근]
Inferior gemellus

속폐쇄근의 아래에 위치하는 작은 근육이에요. 위쌍동근처럼 약하게 작용하지만, 속폐쇄근을 보조하는 근육으로서의 구실은 중요해요!

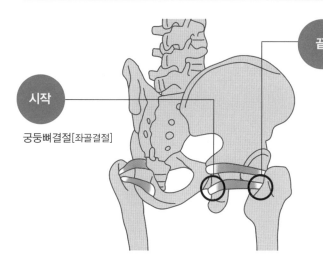

끝
넙다리뼈 큰돌기(안쪽면)와 속폐쇄근의 힘줄이 함께 끝을 맺는다.

시작

궁둥뼈결절[좌골결절]

지배 신경

엉치뼈 신경얼기[신경총]에서 직접 나오는 가지(L4~S1)

작용

엉덩관절의 가쪽돌림을 주도한다.

근육을 찾아보자!

1 근육을 손으로 만져서 진찰한다
손가락의 위치를 바꾸어서 위쌍동근과 마찬가지로 엉덩관절에 벌림과 안쪽돌림 자세를 취하게 하여 손으로 만져서 진찰한다.

2 근섬유의 움직임을 손으로 만져서 느낀다
위쌍동근에서 행한 것보다 얕은 수준으로, 엉덩관절을 가쪽으로 돌린다.

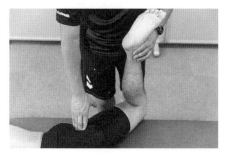

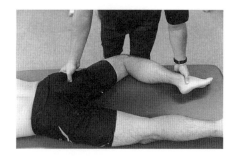

속폐쇄근 [내폐쇄근]
Obturator internus

엉덩관절에서 가장 힘센 가쪽돌림 근육입니다. 위쌍동근과 아래쌍동근 사이에 위치하면서 두 근육의 움직임을 조절해요!

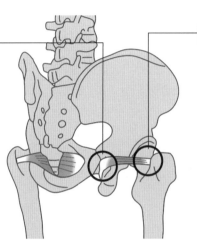

시작

폐쇄막(膜)과 폐쇄막의 가장자리와 맞닿는 두덩뼈[치골]와 궁둥뼈[좌골]의 안쪽면

끝

넙다리뼈의 큰돌기 (안쪽면)

지배 신경

엉치뼈 신경얼기[신경총]에서 직접 나오는 가지(L5, S1)

작용

엉덩관절의 가쪽돌림을 주도한다.

근육을 찾아보자!

1 근육을 손으로 만져서 진찰한다

궁둥구멍근의 아랫부분을 엄지손가락으로 누르면서, 센 힘으로 엉덩관절에 벌림과 안쪽돌림 자세를 취하게 한다.

2 스트레칭을 해보자

1의 상태에서 엄지손가락을 손목으로 바꾸어서, 안쪽돌림을 더욱 세게 해보자.

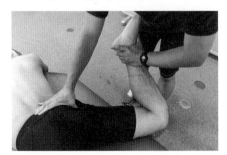

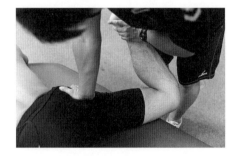

바깥폐쇄근[외폐쇄근]
Obturator externus

엉덩관절의 가쪽돌림 근육 중에서 제일 깊은 곳에 위치한 근육입니다. 약하게 작용하는 편이지만 뭉치면 이완하기가 까다로우므로 접근하는 요령을 알아두어야 해요!

시작

폐쇄막과 폐쇄막의
가장자리를 감싸는
뼈의 바깥면

끝　넙다리뼈의 돌기 오목

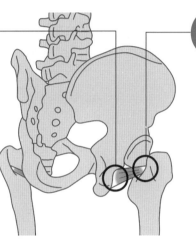

지배 신경

폐쇄신경(L3, L4)

작용

엉덩관절의 모음, 가쪽돌림을 주
도하고 시상면(정중면)에서 골반
의 안정화에 이바지한다.

근육을 찾아보자!

1 근육을 손으로 만져서 진찰한다
다른 가쪽돌림 근육과 진찰 요령이 같지만,
근육의 위치가 깊기에 끌어당김(견인)을 가
하는 것이 좋다.

2 스트레칭을 해보자
1의 상태에서 벌림을 강하게 한 후에, 끌어
당기면서 근육을 손으로 만져보자.

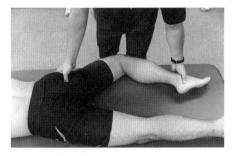

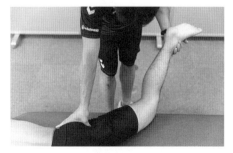

넙다리네모근[대퇴방형근]
Quadratus femoris

속폐쇄근과 비길 정도로 강력한 가쪽돌림 근육입니다. 네모이면서 넓적한 모양은 고유의 작용을 하면서 주변 부위의 안정화에도 도움이 됩니다!

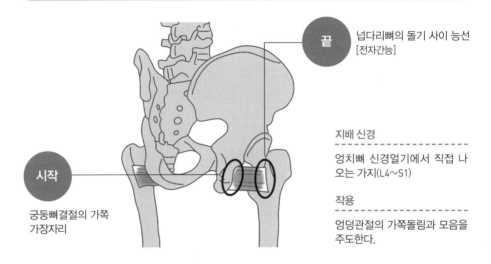

끝 넙다리뼈의 돌기 사이 능선 [전자간능]

시작 궁둥뼈결절의 가쪽 가장자리

지배 신경

엉치뼈 신경얼기에서 직접 나오는 가지(L4~S1)

작용

엉덩관절의 가쪽돌림과 모음을 주도한다.

근육을 찾아보자!

1 근육을 손으로 만져서 진찰한다
궁둥뼈결절의 가로 방향을 의식하여 눌러보자(엉덩관절은 벌림과 모음, 가쪽돌림과 안쪽돌림의 중간 자세다).

2 팔꿈치를 써보자
손으로 누르는 부위를 손 대신 팔꿈치로 누르면서 발 관절을 끌어올린다.

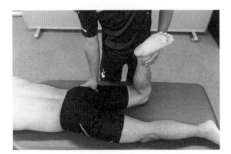

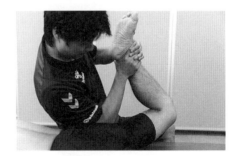

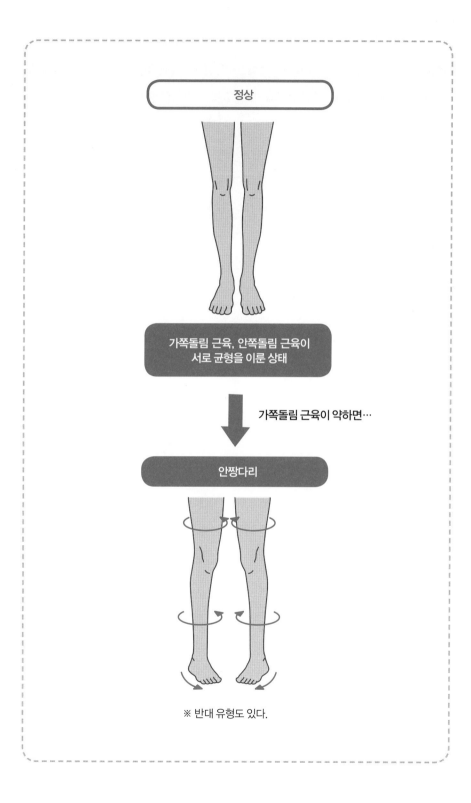

정상

가쪽돌림 근육, 안쪽돌림 근육이
서로 균형을 이룬 상태

가쪽돌림 근육이 약하면⋯

안짱다리

※ 반대 유형도 있다.

가쪽돌림 근육군을 돌봐야 할 이유가 하나 더 있다. 그것은 바로 **궁둥신경[좌골신경]**의 존재다. 이미 알고 있는 사람도 있겠지만, **뜻밖에도 궁둥신경은 사람마다 뻗어나가는 길이 다르다.** 대부분의 사람들에서는 궁둥신경이 궁둥구멍근[이상근]의 아랫구멍을 지나지만, 아래 그림의 ②, ③, ④와 같이 궁둥구멍근을 넘거나 관통하거나 하는 것처럼 선천적으로 뻗어나가는 길이 다른 사람도 많다. 물론 ①과 같이 보편적인 길로 신경이 뻗어나가도 궁둥신경통[좌골신경통]이 생기며 ②, ③, ④와 같이 신경이 뻗어나갔더라도 증상이 나타나지 않는 사람이 많으므로 일률적으로 말할 수는 없다. 하지만 **궁둥신경통에 잘 걸리는 사람과 그렇지 않은 사람이 있는 것은 사실이다.**

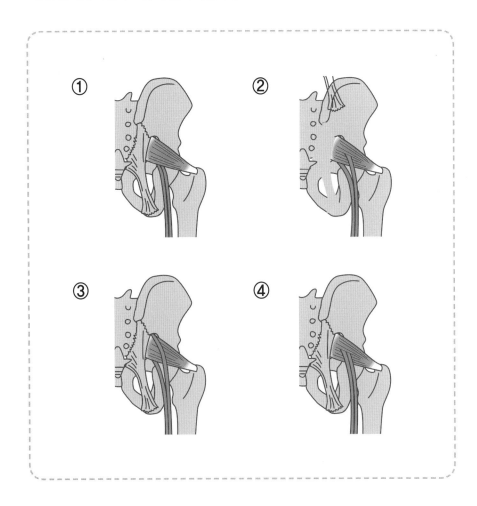

여기서 알아두어야 할 해부생리학적 지식은 '궁둥신경은 본디 정강신경[경골신경]과 온종아리신경[총비골신경]이 합쳐져서 생긴다'는 점이다. 보통은 무릎 뒤쪽 근처까지 뻗어와서 두 신경으로 나뉘는데, 궁둥구멍근에 이르기 전에 두 개로 분리된 사람이 있다는 것이다. 덧붙여서, 위 그림으로 설명하자면 아래와 같다.

유형 ① : 85%

유형 ② : 10%

유형 ③ : 3%

유형 ④ : 1%

고객이 어떤 유형인지는 즉석에서 알아내기 어렵지만, 유형 ③이라면 의자나 바닥에 오래 앉아 있지 못할 수 있고, 유형 ②나 ④라면 엉덩이에 힘을 줄 때 신경이 압박받아서 저림 등이 나타날 수 있다.

엉덩이 스트레칭 실기 편

둔부의 피로 개선에 효과적인 스트레칭

먼저 긴장된 부위를 충분히 풀어주자

처음부터 끝까지
몸무게를 실어서
눌러주자.

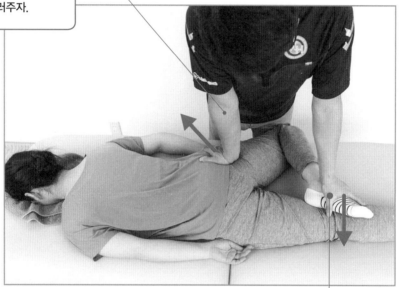

누르기도 하면서, 엉덩관절의
넓은 각도를 의식하여 크게 돌
리기도 하자.

볼기근 스트레칭_ 기본형

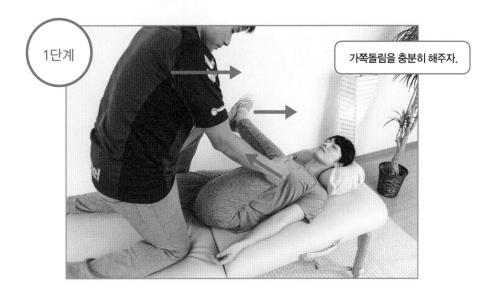

1단계

가쪽돌림을 충분히 해주자.

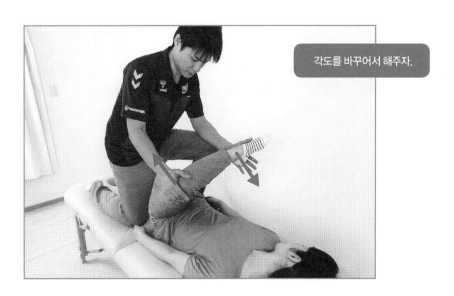

각도를 바꾸어서 해주자.

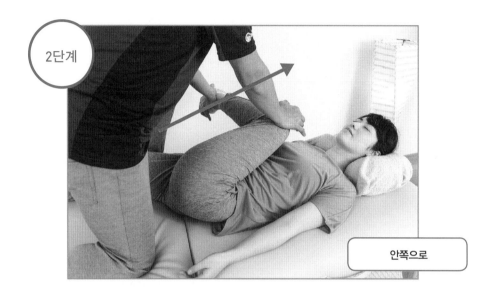

2단계

안쪽으로

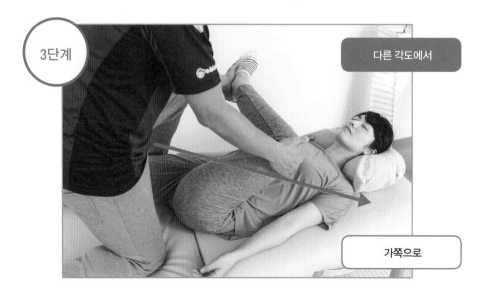

3단계

다른 각도에서

가쪽으로

여러 가지 변형 동작도 해보자

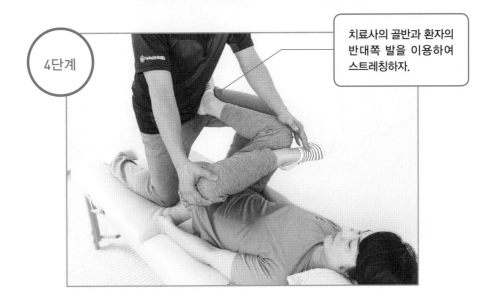

4단계

치료사의 골반과 환자의 반대쪽 발을 이용하여 스트레칭하자.

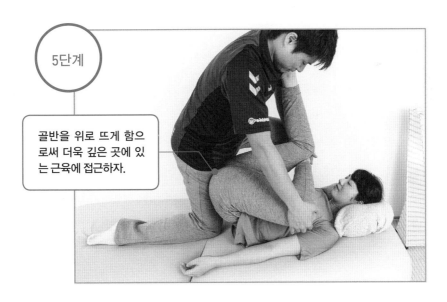

5단계

골반을 위로 뜨게 함으로써 더욱 깊은 곳에 있는 근육에 접근하자.

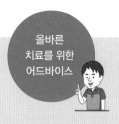

시술 후의 효과는
직접 설명하자

내가 엉덩이 시술을 좋아하는 이유는 결과가 알기 쉽기 때문이다. 일상에서 사람들은 엉덩이나 그 부위의 근육을 사용한다는 걸 거의 의식하지 않을 뿐더러 '엉덩이의 컨디션이 좋아졌다'는 것도 거의 느끼지 못하는 편이다.

그런데 이전에 어느 유튜브 채널에서 '엉덩이 마사지 기법'을 소개했는데, 거기서 보여준 '시술 후의 효과 자료' 덕택에 그 채널의 시청 횟수가 비약적으로 늘어난 적이 있다. "왠지 모르게 기분이 좋아졌다" 정도의 주관적인 결과가 나올 수밖에 없지만, 이러한 행사에서는 구체적인 개선법을 특별히 보여주고자 노력한다. 예를 들어, 전신미용 업체에서는 시술 전후의 사진을 촬영하여 비교하는 것으로 고객들이 다음에도 방문하도록 유도하지 않는가.

시술 후 고객에게 "어떠셨어요?"라고 묻는 치료사도 있는데, **남을 배려하는 마음을 가지고 시술했다면 결과나 개선된 상태 등은 치료사가 직접 설명해야 한다.** 고객들은 비전문가라서 정확히 대답할 수도 없다.

시술의 결과는
'효과'와 '체감'으로 나타나며,
효과는 '제대로 배운 지식과 기술'에서 나오고,
체감은 '잘 시술하고자 하는 정성'에서
우러나온다.

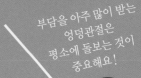

제6장

부담을 아주 많이 받는
엉덩관절은
평소에 돌보는 것이
중요해요!

엉덩관절의 피로 개선

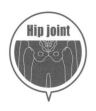

6-1
엉덩관절이 피로해지는 이유

엉덩이에서 범위를 더 넓혀서 엉덩관절 전체에 관해 알아보자. **엉덩관절은 부하가 상당히 많이 걸리는 부위로**, 외다리로 서면 넙다리뼈머리[대퇴골두]에 가해지는 힘이 몸무게의 3배나 된다는 자료도 있다. 따라서 자신도 모르는 사이에 부하가 축적되어 **퇴행성 엉덩관절증[퇴행성 고관절증]과 같은 진행성 장애가 발생하는 경우가 더러 있다.** 이 경우 증상이 심하면 수술을 통해 인공 엉덩관절로 교체해야 할 수도 있다.

이러한 불상사를 막기 위해 엉덩관절의 주위에서 떠받치는 일을 이 관절 부근의 근육들이 맡고 있다. 그렇게 함으로써 엉덩관절이 받는 부하가 과도하게 축적되지 않게 한다. 그러므로 엉덩관절 부근의 근육들을 적절히 돌보거나 강화하는 것이 매우 중요하다. 이 근육들을 강화하는 것은 나이 들어서 마음껏 걷고 자신의 **건강 수명을 늘리는 데도 유용하므로 이 장의 내용을 꼭 익혀두기를 바란다.**

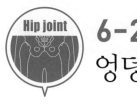

6-2
엉덩관절의 굽힘

제5장에서는 엉덩관절의 폄을 다루었지만, 이번에는 그 반대인 엉덩관절의 굽힘을 다룬다. 계단을 오를 때 발을 올리는 동작이 엉덩관절의 굽힘이다. 엉덩관절의 굽힘은 걷기, 오르기, 달리기, 날기 등 다양한 장면에서 나타난다. 이때 엉덩관절을 충분히 들어올리지 않으면 발이 걸려 넘어진다. 빨리 달리는 **단거리달리기는 물론이고 일상의 걷기에서 고령자가 넘어지는 원인의 대부분은 발을 올리려고 해도 올라가지 않는 것에 있다.** 엉덩관절의 굽힘에서 생각나는 근육은 넙다리네갈래근[대퇴사두근]이지만 그에 대한 설명은 다음 장으로 미루고, 여

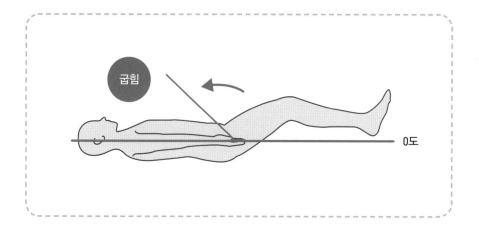

기에서는 몸통과도 연결된 큰허리근[대요근]과 엉덩근[장골근]을 살펴보자.

큰허리근[대요근]이라고 하면 등 쪽에 있는 근육이라고 생각하기 쉬운데, 옆 페이지의 그림처럼 등이 아니라 배 쪽에 있다. 허리뼈에서 시작하여 골반 앞을 지나서 넙다리(넓적다리)뼈에 부착하므로 넙다리뼈를 끌어올리는, 즉 엉덩관절을 굽히는 동작을 행한다. 하지만 이 작용을 반대로 생각하면 **허리뼈를 넙다리뼈에 가까워지게 하는 모양이 되므로 요추전만증(腰椎前彎症), 즉 허리척주앞굽음증을 일으키는 근육**으로도 알려져 있다. 다시 말해, 큰허리근은 엉덩관절의 동작뿐 아니라 척추(등마루)의 안정에 관여하는 몸통의 근육으로서도 대단히 중요하다.

게다가 **큰허리근은 엉덩근[장골근]과 합쳐서 '엉덩허리근[장요근]'이라고도 불린다. 두 근육이 합쳐짐으로써 더욱 빠르고 강하게 작용해 자세 안정에 도움이 된다.** 운동할 때도 긴요하게 쓰이므로 트레이닝 등으로 이 근육을 단련하기도 하는데, 여기서 문제가 생길 수도 있다. 근육 강화는 분명 좋은 일이지만, 그로 말미암아 유연성이 상실되어 허리가 굽은 상태에서 요통으로 진행되기도 한다. **근육량과 유연성의 균형은 무척 중요하다.**

큰허리근[대요근]
Psoas major

엉덩관절굽힘근[고관절굴근]들 중에서 가장 강력한 근육입니다. 자세 유지와 걷기에 아주 중요한 역할을 맡고 있어요!

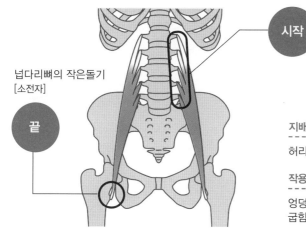

넙다리뼈의 작은돌기
[소전자]

시작

끝

- **얕은갈래[천두]**: T12~L4의 척추뼈몸통[추체]과 척추사이원반[추간원판] 옆면
- **깊은갈래[심두]**: L1~L5의 갈비돌기[늑골돌기] 기초 부분과 아래 가장자리 앞면

지배 신경
허리신경얼기[요신경총](L1~L4)

작용
엉덩관절의 굽힘과 가쪽돌림, 허리뼈의 굽힘과 옆굽힘을 주도한다.

근육을 찾아보자!

1 근육을 손으로 만져서 진찰한다
위앞엉덩뼈가시[상전장골극]의 안쪽을 표적으로 하여 손으로 진찰한다(자극의 세기를 약하게 하기 위해 되도록 손가락을 눕혀서 조금 넓게 누르자).

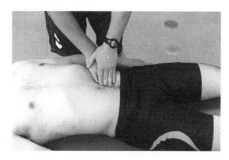

2 엉덩관절을 펴게 한다
한 손으로 큰허리근을 누르면서 반대쪽 손으로 엉덩관절을 펴게 하면, 큰허리근의 장력으로 말미암아 허리뼈가 위로 올라오므로 손으로 진찰하기가 쉬워진다.

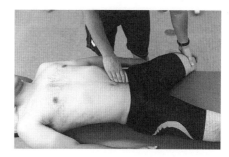

엉덩근[장골근]
Iliacus

큰허리근[대요근]과 작은허리근[소요근]을 합쳐서 엉덩허리근[장요근]이라고도 부릅니다.
뒤배벽[후복벽]에 위치하므로 내장에 가해지는 충격도 완화해주지요!

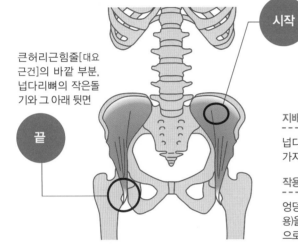

시작

큰허리근힘줄[대요
근건]의 바깥 부분,
넙다리뼈의 작은돌
기와 그 아래 뒷면

끝

엉덩뼈오목[장골와] 위쪽 2/3, 엉덩뼈
능선의 속능선[내순], 등 쪽에서는 앞
엉치엉덩인대[전천장인대]와 엉덩허
리인대[장요인대] · 엉치뼈바닥[천골
저], 배 쪽에서는 위앞엉덩뼈가시[상
전장골극] · 아래앞엉덩뼈가시[하전장
골극] · 두 가시 사이의 오목한 곳

지배 신경
- -
넙다리신경[대퇴신경] 및 허리신경얼기의
가지(L2~L4)

작용
- -
엉덩관절의 굽힘, 가쪽돌림, 벌림(보조적 작
용)을 주도하고, 넙다리뼈에 대해 골반을 앞
으로 기울게 한다.

근육을 찾아보자!

1 근육을 손으로 만져서 진찰한다
엉덩뼈의 안쪽에 손목을 대고 바깥쪽(가쪽)
으로 넓혀가듯이 힘을 가한다.

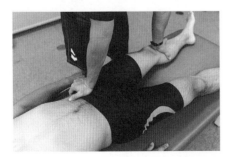

2 엉덩관절을 움직이게 한다
1의 상태로 누르면서 엉덩관절을 동그란
모양으로 돌린다.

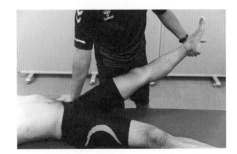

엉덩허리근의 상태에 따른 척추의 변화

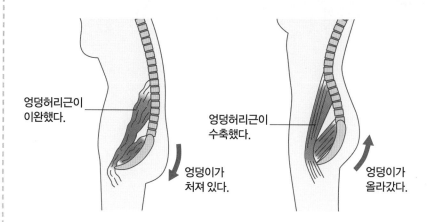

엉덩허리근이
이완했다.

엉덩허리근이
수축했다.

엉덩이가
처져 있다.

엉덩이가
올라갔다.

상체와 하체를 잇는 엉덩허리근이 이완됨으로써 자세가 나빠지고 엉덩이가 처지며
근육이 단단해지면 허리 통증이 생기는 등 다양한 영향이 나타난다.

평소 엉덩허리근의 상태를 생각해보자

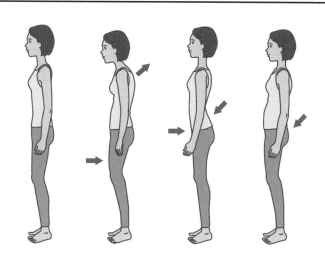

'이런 자세에서는 엉덩허리근이 어떻게 돼 있을까?' 하고 평소에 스스로 생각해보자.

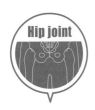

6-3
엉덩관절의 벌림과 모음

똑바로 선 상태에서 무릎이 정면을 향한 채 발을 밖으로 벌리는 움직임을 **벌림**, 원래대로 되돌리는 움직임을 **모음**이라고 한다. 걷기나 달리기가 다리를 앞뒤로 움직이는 몸짓이기에, 이같이 다리를 옆으로 움직이는 것에 관해서는 낯선 느낌이 들 수도 있다. 그러나 O다리나 X다리를 떠올리면 이해가 쉬울 것이다. **선 자세에서 양 무릎의 안쪽을 붙이는 움직임이 모음이라는 동작인데, 이 동작에는 모음근군[내전근군]이 작용한다.** 이 근육들이 **약하면 엉덩관절이 벌림 자세로 끌어당겨져서 이른바 O다리 상태가 되기 쉬우며, 단단하면 옆으로의 보폭이 특히 좁아지기에 운동을 할 때 상처를 입게 된다.**

모음근군은 근육 5개로 구성돼 있으며, 벌림근군(6개)과 마찬가지로 그 구조가 복잡해서 이해하기가 대단히 어렵다. 그래서 먼저 근육이 뻗어나간 순서대로, 옆 페이지의 그림과 같이 화살표로 각 근육을 찾으면 구별하기가 쉽다.

엉덩관절의 모음근군(5개 근육)

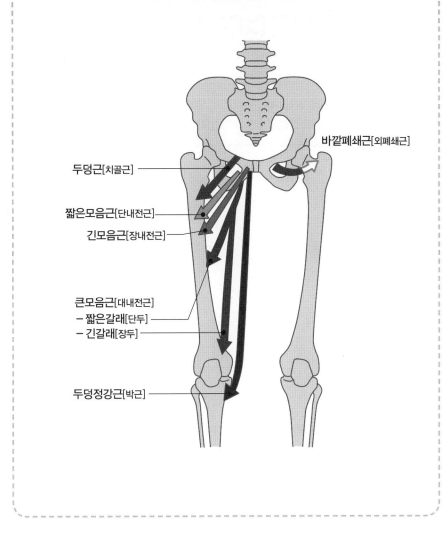

두덩근[치골근]

짧은모음근[단내전근]

긴모음근[장내전근]

바깥폐쇄근[외폐쇄근]

큰모음근[대내전근]
– 짧은갈래[단두]
– 긴갈래[장두]

두덩정강근[박근]

두덩근[치골근]
Pectineus

모음근군에서 가장 작으며 맨 위에 위치하는 근육입니다. 큰허리근과 긴모음근의 틈새에 끼어 있으므로 두 근육과의 관련성도 점검할 필요가 있어요!

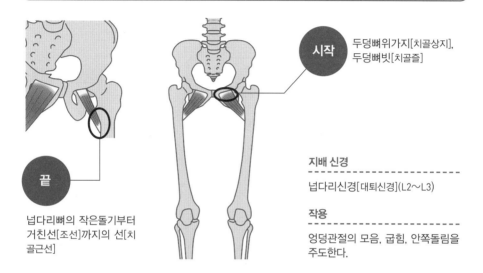

시작 두덩뼈위가지[치골상지], 두덩뼈빗[치골즐]

끝 넙다리뼈의 작은돌기부터 거친선[조선]까지의 선[치골근선]

지배 신경
- - - - - - - - - - - - - - - -
넙다리신경[대퇴신경](L2~L3)

작용
- - - - - - - - - - - - - - - -
엉덩관절의 모음, 굽힘, 안쪽돌림을 주도한다.

근육을 찾아보자!

1 위치를 파악한다
두덩뼈 근처를 의식하면서 근육이 붙어 있는 상태를 확인하자.

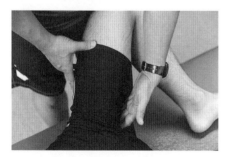

2 근육을 손으로 만져서 진찰한다
끝 부위에 가까워지면서 뒤쪽으로 향하게 되므로 손에 힘을 넣어서 진찰하자.

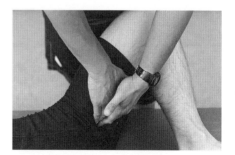

짧은모음근[단내전근]
Adductor brevis

두덩근과 긴모음근에 덮여 있으며, 큰모음근의 앞으로 뻗어 있어요. 긴모음근과 협조하여 작용해요!

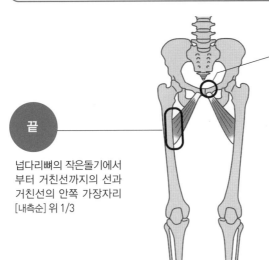

시작
두덩결합[치골결합]과 두덩뼈결절[치골결절] 사이

끝
넙다리뼈의 작은돌기에서 부터 거친선까지의 선과 거친선의 안쪽 가장자리 [내측순] 위 1/3

지배 신경
- - - - - - - - - - - - - - - - - -
폐쇄신경 앞 가지(L2~L4)

작용
- - - - - - - - - - - - - - - - - -
엉덩관절의 모음, 굽힘(보조적 작용), 안쪽돌림을 주도한다.

근육을 찾아보자!

1 위치를 파악한다
두덩근의 뒤쪽에 있다고 인식하자.

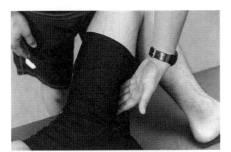

2 근육을 손으로 만져서 진찰한다
두덩근과 같이 뒤쪽으로 향하는 근육이므로 손에 힘을 넣어서 세게 진찰하자.

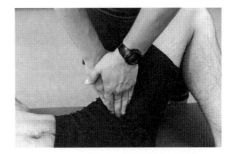

긴모음근[장내전근]
Adductor longus

넙다리에서도 가장 안쪽의 표층에 뻗어 있는 세모꼴의 근육입니다. 시작 부위가 골반의 앞쪽이라서 엉덩관절의 굽힘에도 공헌해요!

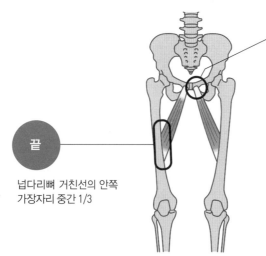

시작
두덩결합의 앞면과 두덩뼈결절에 이르는 삼각형의 면

끝
넙다리뼈 거친선의 안쪽 가장자리 중간 1/3

지배 신경
- -
폐쇄신경 앞 가지(L2~L4)

작용
- -
엉덩관절의 모음 · 굽힘 · 안쪽돌림을 주도하고, 폄 자세에서는 가쪽돌림을 주도한다.

근육을 찾아보자!

1 위치를 파악한다
두덩근보다도 약간 밑에 위치한다고 인식하자.

2 근육을 손으로 만져서 진찰한다
넙다리뼈에 있는 끝 부위를 의식하면서 손으로 만져서 진찰해보자.

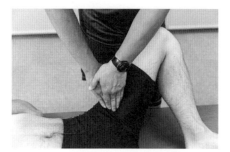

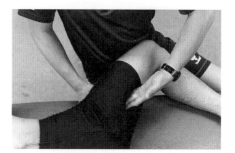

큰모음근[대내전근]
Adductor magnus

모음근군 가운데 최대의 크기와 힘을 자랑하는 근육입니다. 그 때문에 두 다리를 벌릴 때 장애가 생기기도 하고, 남자는 여자에 비해 근육이 단단해지는 경향이 있어요!

끝

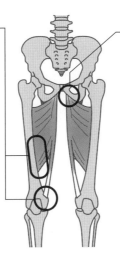

시작

- **두덩뼈**로부터의 근육 다발: 넙다리뼈의 큰돌기에서 거친선에 이르는 선의 위
- **궁둥뼈밑가지**로부터의 근육 다발: 거친선과 그 안쪽의 연장 부분 부근의 궁둥뼈
- **궁둥뼈결절**로부터의 근육 다발: 모음근결절[내전근결절]

두덩뼈밑가지[치골하지], 궁둥뼈밑가지[좌골하지], 궁둥뼈결절의 아랫부분 바깥 가장자리

지배 신경

- **거친선에서 끝나는 근육 부분[근성부]:** 폐쇄신경 뒷가지(L2~S1)
- **모음근결절에서 끝나는 힘줄 부분[건성부]:** 정강신경(L2~S1)

작용

전체적으로는 엉덩관절의 모음을 주도하는데 뒷부분의 근섬유가 폄, 앞부분의 근섬유가 굽힘을 행한다.

근육을 찾아보자!

1 전체 모습을 파악한다
큰 근육이기에 넓은 범위에서 시작과 끝 부위를 인식하자.

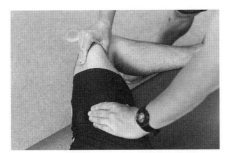

2 근육을 손으로 만져서 진찰한다
넙다리뼈의 끝 부위를 의식하면서 손으로 만져서 진찰하자.

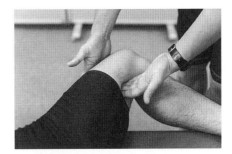

두덩정강근[박근]
Gracilis

모음근군에서 유일한 2관절근인데, 끝 부위가 정강뼈[경골] 안쪽 면의 거위발*을 형성하는 것으로도 유명해요!

* **거위발**[아족]: 정강뼈 거친면의 안쪽 가장자리에서 넙다리빗근, 두덩정강근 및 반힘줄근의 힘줄이 합쳐져 확장된 부위를 가리킨다.

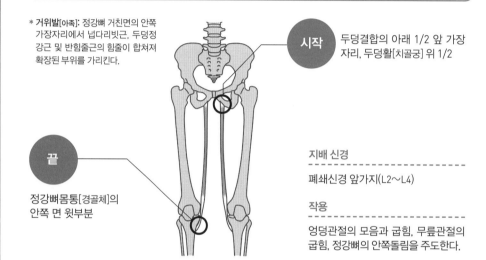

시작
두덩결합의 아래 1/2 앞 가장자리, 두덩활[치골궁] 위 1/2

끝
정강뼈몸통[경골체]의 안쪽 면 윗부분

지배 신경

폐쇄신경 앞가지(L2~L4)

작용

엉덩관절의 모음과 굽힘, 무릎관절의 굽힘, 정강뼈의 안쪽돌림을 주도한다.

근육을 찾아보자!

1 전체 모습을 파악한다
2관절근이라서 팔꿈치를 편 자세에서 근육을 관찰해야 한다.

2 근육을 손으로 만져서 진찰한다
벌림 자세를 조금만 취하게 하여 다른 모음근과의 간격을 손으로 만져서 느껴보자.

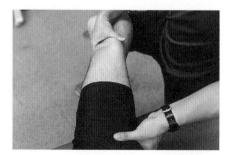

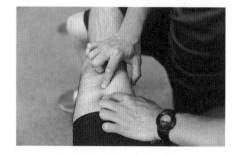

"어떤 근육이 좋아요?"

우스갯소리 같지만, 근육을 자세히 공부하다 보면 자연스럽게 마음에 드는 근육이 생긴다. 그런 뜻에서 나는 엉덩관절의 벌림에 관련하는 **넙다리근막긴장근[대퇴근막장근]**을 가장 좋아하게 됐다. 왜냐하면 넙다리근막긴장근은 크기가 작아도 많은 작용을 해냄으로써 골반의 좌우 흔들림을 튼튼하게 견뎌낼 뿐만 아니라 골프 스윙, 야구의 투구와 타격, 임산부의 골반 안정, 오래 서 있는 자세, 다리를 꼬고 앉은 자세 등에서도 열심히 작용하기 때문이다. 또한 근막 요법을 배우는 사람이라면 알겠지만, **전체 근막의 연결을 이해하는 데도 매우 중요한 근육이다.**

내 경험에 비추어볼 때 **왠지 몸이 불편하다고 호소하는 사람은 대체로 이 넙다리근막긴장근이 뭉쳐 있거나 단단해져 있을 가능성이 크다.** 따지고 보면 그다지 주목받지 않는 근육이며, 만져도 편안한 기분이 드는 부위도 아니다. 그래서 치료사들도 지나치기 쉬운 근육일 수도 있다.

여러분은 어느 근육을 좋아하는가?

넙다리근막긴장근[대퇴근막장근]
Tensor fasciae latae

> 넙다리뼈 가쪽의 엉덩정강근막띠[장경인대]에 붙어 있는 근육입니다. 크기는 작지만, 엉덩관절의 모든 동작에 관계하는 마당발이지요!

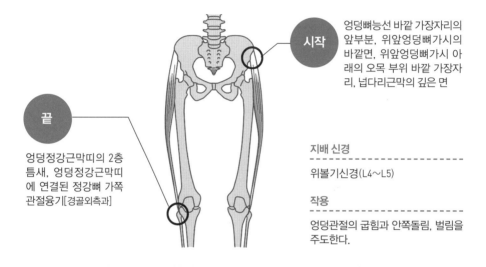

시작
엉덩뼈능선 바깥 가장자리의 앞부분, 위앞엉덩뼈가시의 바깥면, 위앞엉덩뼈가시 아래의 오목 부위 바깥 가장자리, 넙다리근막의 깊은 면

끝
엉덩정강근막띠의 2층 틈새, 엉덩정강근막띠에 연결된 정강뼈 가쪽 관절융기[경골외측과]

지배 신경
- - - - - - - - - - - - - - - - - - -
위볼기신경(L4~L5)

작용
- - - - - - - - - - - - - - - - - - -
엉덩관절의 굽힘과 안쪽돌림, 벌림을 주도한다.

근육을 찾아보자!

1 전체 모습을 파악한다
사람에 따라서 근육이 뻗어나가는 각도가 다르므로 반드시 시작과 끝 부위를 확인하자.

2 근육을 손으로 만져서 진찰한다
손가락 끝을 갈퀴처럼 사용하여 앞에서 뒤로 잡아당기는 것처럼 느끼면서 만지자.

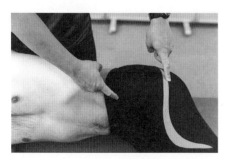

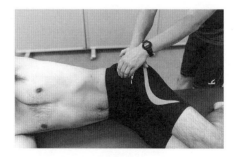

엉덩관절의 피로 개선에 효과적인 스트레칭

먼저 엉덩관절의 긴장을 풀어주는 것부터 시작하자

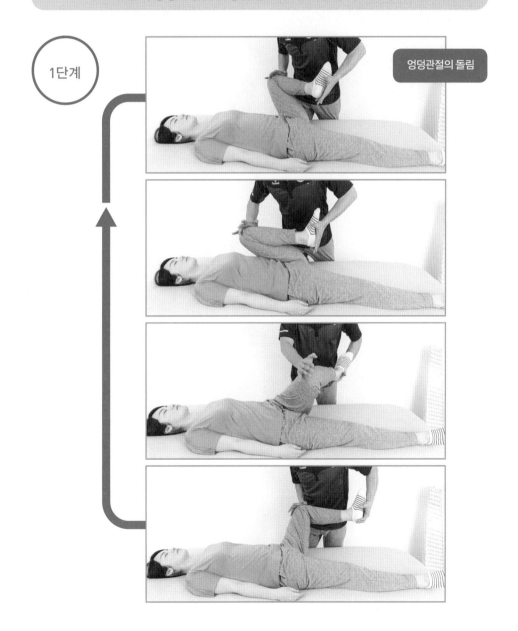

1단계

엉덩관절의 돌림

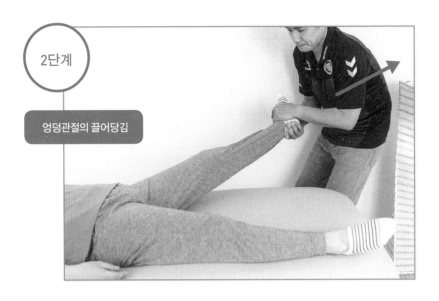

2단계

엉덩관절의 끌어당김

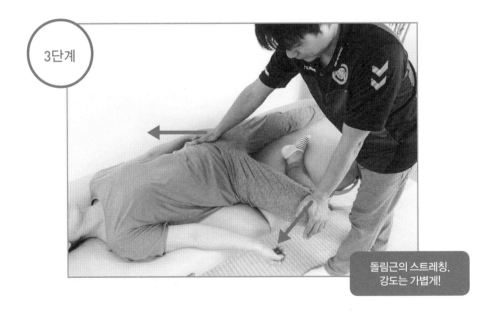

3단계

돌림근의 스트레칭.
강도는 가볍게!

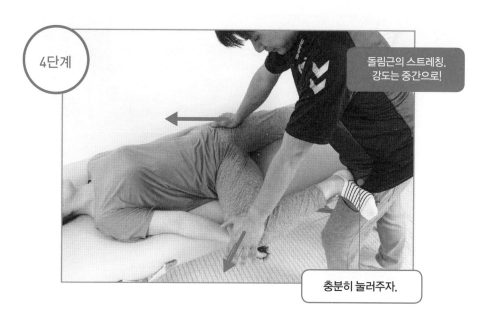

4단계

돌림근의 스트레칭.
강도는 중간으로!

충분히 눌러주자.

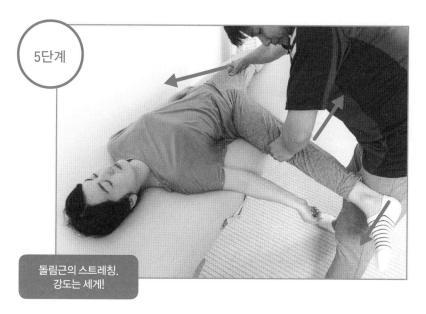

5단계

돌림근의 스트레칭.
강도는 세게!

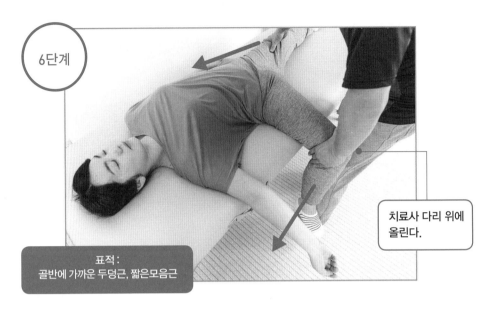

6단계

치료사 다리 위에 올린다.

표적:
골반에 가까운 두덩근, 짧은모음근

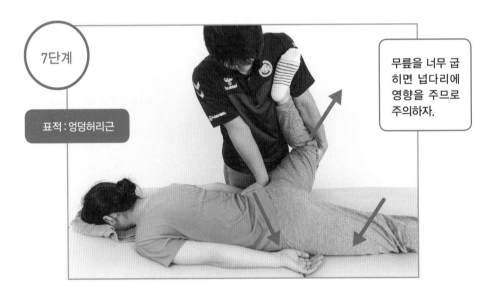

7단계

무릎을 너무 굽히면 넙다리에 영향을 주므로 주의하자.

표적: 엉덩허리근

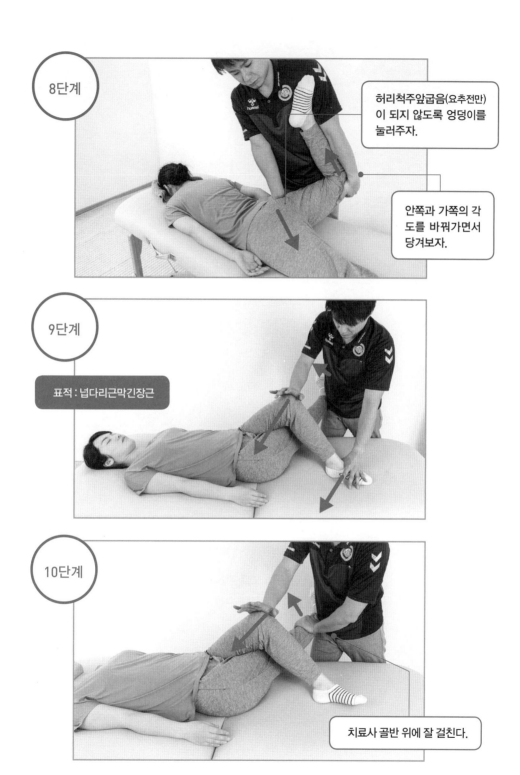

8단계

허리척주앞굽음(요추전만)
이 되지 않도록 엉덩이를
눌러주자.

안쪽과 가쪽의 각
도를 바꿔가면서
당겨보자.

9단계

표적 : 넙다리근막긴장근

10단계

치료사 골반 위에 잘 걸친다.

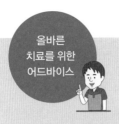

올바른
치료를 위한
어드바이스

엉덩관절은 몸무게의 부하를
온전히 받아들인다

엉덩관절이 아픈 원인을 찾아보면 대부분 최근에 어떤 일이 생겨서라기보다 꽤 오래전부터 부하가 쌓여서 통증이 나타난 예가 많다. 따지고 보면 엉덩관절은 어깨나 팔꿈치의 관절처럼 공중에 떠 있는 것이 아니라 늘 몸무게가 실려 있어서 중력을 받는다. 그래서 피로를 해소하는 데에도 나름의 시간이 걸린다. 그러니 관절의 사용법 또는 단련에 신경 쓸 필요가 있다.

한때 엉덩관절 질환 고객이 너무나도 많이 늘어나서 이의 구조와 기능해부학, 생물역학 등을 자세히 공부했는데, 그 결과 다음과 같은 사실을 알게 됐다.

- 엉덩관절의 모양은 태어날 때부터 사람마다 차이가 크다.
- 엉덩관절은 구조적으로 부하를 받게 돼 있다.

진화 과정에서 네 발로 걷다가 두 발로 걷게 된 시점부터 엉덩관절이 받는 부하는 배 이상으로 커졌다. 그리고 선천적인 개인차가 어느 부위보다도 크다는 점에서 엉덩관절의 통증을 당연하게 여기는 사람들도 있다.

　그런데 엉덩관절이 부하를 기꺼이 전부 받아들이면서 다른 관절
들은 얼마나 편하겠는가? 만약 엉덩관절이 이런 짐을 짊어지지 않
으면 허리나 무릎 같은 데가 불편했을 수도 있다. 이처럼 우리 몸의
각 부분들이 서로 도우면서 공존하고 있음을 깨달은 뒤부터 '통증
이 반드시 나쁜 것만은 아니다'라고 생각하게 됐다. 그리고 우리 몸
이 기계처럼 똑같지 않으므로 좌우 길이가 다르거나 모양이 휘거나
하는 차이는 어디까지나 자연의 산물이라는 사실을 언제나 잊지
않으려고 한다.

**통증을 제거하는 것만이
최선은 아니다.
사람마다 몸이 조금씩 다르다는 점을
이해하고 받아들이자!**

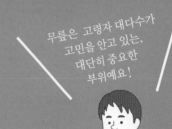

제7장

무릎은 고령자 대다수가
고민을 안고 있는,
대단히 중요한
부위예요!

넙다리의 피로 개선

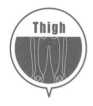

Thigh

7-1
넙다리가 피로해지는 이유

사이클 선수나 럭비 선수, 단거리 육상 선수의 발달한 넙다리(넓적다리) 근육을 보면 놀랍다. 선수들 중에는 한쪽 넙다리의 굵기가 여성의 허리 굵기와 비슷한 사람도 있을 정도다. 하지만 모든 운동이 이렇게 많은 근육을 필요로 하지는 않는다. 즉 근육이라고 하면 그 굵기나 크기로 평가하기 쉬운데, 실은 이것 말고도 **근육에 관한 지표는 여러 가지가 있고, 사람에 따라 필요한 것이 다르다.** 근육에 관한 지표는 다음과 같다.

• 양   • 굵기   • 순발력   • 지구력   • 유연성   • 균형감

이전에 메이저리그의 스프링캠프에 치료사 자격으로 합류했을 때 흥미로운 경향을 발견했다. 선수들은 전부 근육질이었으며, 공을 던질 때 사용하는 어깨 주위 근육은 아주 유연해 보였다. 그러나 **하반신은 상체에 비해 근육이 무척 뻣뻣해 서서 상체를 굽혔을 때 손이 바닥에 닿지 않는 선수들이 수두룩했다.** 이는 평소 투구에 사용되는 근육에만 신경을 썼다는 증거이며, 그래서인지 선수들은 하체에 부상을 입는 경우가 많았다. 이런 현상을 보면서 '근육이 잘 발달

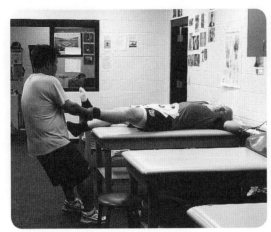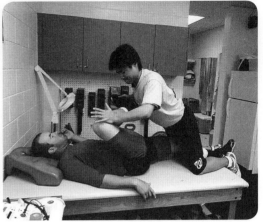

하고 상반신의 유연성이 뛰어나도 이 정도로 상체와 하체의 근육이 불균형한 것은 좋지 않구나!' 하고 느꼈던 기억이 난다. 물론 이는 내가 함께했던 선수들에 관한 견해일 뿐 전체적 경향이라고 단정할 수는 없다. 다만, 당시 내가 하체 시술에만 집중한 것은 사실이다.

　이같이 몸을 잘 단련한 사람도, 일상에서 운동을 자주 하지 않는 사람도 평소에 몸 관리를 게을리 하면 컨디션이 나빠지기 마련이다. **근육의 유연성을 높이는 데는 스트레칭이 효과적**이라는 인식이 지금은 널리 알려져 다행이다.

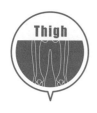

7-2
무릎의 굽힘과 폄

넙다리의 근육 대부분은 엉덩관절의 움직임에도 관여하지만, 엉덩관절에 관해서는 앞장에서 설명했으므로 이 장에서는 무릎의 동작을 알아보자.

무릎의 주요 동작은 바로 굽힘과 폄이다.

이토록 움직임이 단순한데 왜 통증을 느끼는 사람이 많을까? 그 이유는

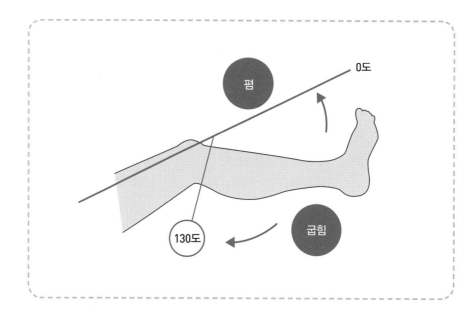

움직임이 단순한 것과 달리 구조가 복잡하기 때문이다. 다른 관절이 일반 승용차라고 한다면, 무릎관절은 세계 자동차 프로 레이싱 대회에 나가는 경주용 자동차에 비유할 수 있다. **경주용 자동차는 확실히 성능이 좋지만, 그만큼 고장이 나기 쉽고 정비 작업에 요구되는 전문성도 전혀 다르다.**

고령자에게 많이 생기는 변형성관절증, 운동선수에게 빈발하는 전방십자인대 파열, 반월상연골판 손상 등 세대나 성별과 관계없이 무릎 통증에 시달리는 사람들이 많은데, 이 부위도 제대로 된 시술이 필요하니 구체적으로 각 근육에 대해 알아두어야 한다.

우선, 넙다리 앞면의 근육을 보자. 넙다리는 뼈가 가늘지만 근육들이 굵은 허벅지에 꽉 채워져 있다. 넙다리네갈래근[대퇴사두근]인 넙다리곧은근[대퇴직근], 중간넓은근[중간광근], 안쪽넓은근[내측광근], 가쪽넓은근[외측광근]은 무릎관절의 폄 동작에 관여한다.

가운데 표층에 제일 가까이 위치하는 것이 넙다리곧은근으로, 4갈래 근육 중에서 유일하게 골반의 아래앞엉덩뼈가시[하전장골극]에 달라붙어 있다. 이런 까닭에 무릎의 폄뿐만 아니라 엉덩관절의 굽힘이나 골반의 앞기욺에도 작용한다. 넙다리곧은근에는 이처럼 작용이 매우 다양하다는 특성이 있다.

넙다리곧은근[대퇴직근]
Rectus femoris

넙다리네갈래근 중에서 유일한 2관절근입니다. 순발력이 요구되는 동작에 큰 공헌을 해요!

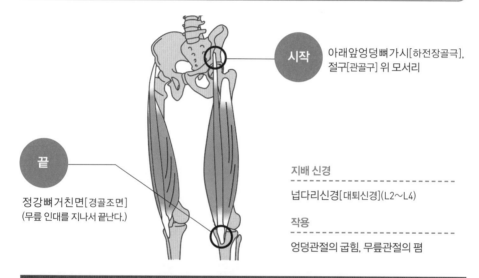

시작 아래앞엉덩뼈가시[하전장골극], 절구[관골구] 위 모서리

끝
정강뼈 거친면[경골조면]
(무릎 인대를 지나서 끝난다.)

지배 신경
넙다리신경[대퇴신경](L2~L4)

작용
엉덩관절의 굽힘, 무릎관절의 폄

근육을 찾아보자!

1 전체 모습을 파악한다
정강뼈거친면을 확인하여 2관절근을 실제로 느껴보자.

2 근육을 손으로 만져서 진찰한다
엉덩관절을 가볍게 굽히도록 힘을 넣으면 근육이 더 잘 드러난다.

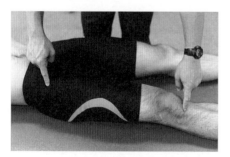

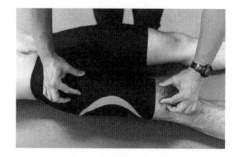

중간넓은근[중간광근]
Vastus intermedius

> 엉덩관절 굽힘 자세에서 무릎을 펴는 동작에 특히 이바지합니다. 무릎을 일직선으로 유지해주기에 다리의 동작을 조절하는 데 필수적인 근육이지요!

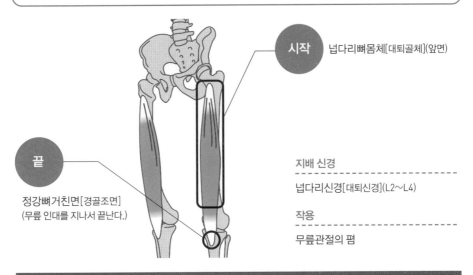

시작 넙다리뼈몸체[대퇴골체](앞면)

끝

정강뼈거친면[경골조면]
(무릎 인대를 지나서 끝난다.)

지배 신경
- -
넙다리신경[대퇴신경](L2~L4)

작용
- -
무릎관절의 폄

근육을 찾아보자!

1 전체 모습을 파악한다
넙다리뼈 중앙 앞면에서 시작하며, 다른 세 갈래와 마찬가지로 정강뼈거친면에서 끝난다.

2 근육을 손으로 만져서 진찰한다
넙다리곧은근이나 안쪽넓은근[내측광근] 등 다른 근육과의 간격을 느낄 수 있도록 손으로 만진다.

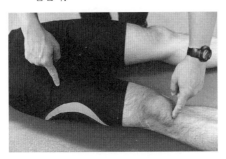

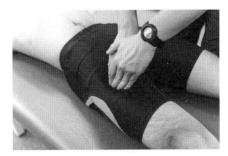

안쪽넓은근[내측광근]
Vastus medialis

엉덩관절의 가쪽돌림 자세 및 종아리 고정 시의 무릎의 폄 동작에 크게 공헌합니다.
예를 들면, 스쿼트(squat) 운동의 일어서기 동작이 그것이지요!

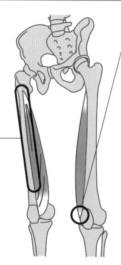

시작

거친선[조선](안쪽 가장
자리)

끝

정강뼈거친면[경골조면](무릎
인대와 안쪽 무릎 지지띠를 지나
서 끝난다.)

지배 신경

넙다리신경[대퇴신경] (L2~L4)

작용

무릎관절의 폄

근육을 찾아보자!

1 전체 모습을 파악한다
넙다리뼈 안쪽에서 시작하며, 다른 세 갈래
와 마찬가지로 정강뼈거친면에서 끝난다.

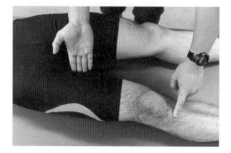

2 근육을 손으로 만져서 진찰한다
1의 상태를 유지한 채 손가락을 깊게 넣어
서 근육의 상태를 손으로 느껴본다.

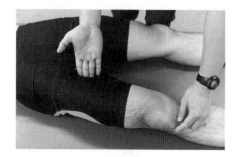

가쪽넓은근[외측광근]
vastus lateralis

엉덩관절 안쪽돌림 자세에서의 무릎의 폄 동작에 크게 공헌합니다. 놀랍게도 넙다리네갈
래근에서 제일 큰 근육이지요!

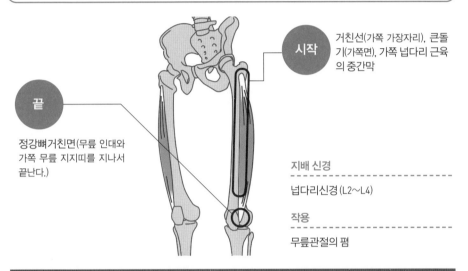

시작　거친선(가쪽 가장자리), 큰돌기(가쪽면), 가쪽 넙다리 근육의 중간막

끝　정강뼈거친면(무릎 인대와 가쪽 무릎 지지띠를 지나서 끝난다.)

지배 신경

넙다리신경 (L2~L4)

작용

무릎관절의 폄

근육을 찾아보자!

1 전체 모습을 파악한다
넙다리뼈 가쪽에서 시작하며, 다른 세 갈래
와 마찬가지로 정강뼈거친면에서 끝난다.

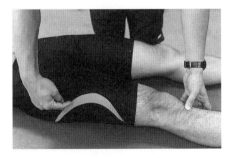

2 근육을 손으로 만져서 진찰한다
1의 상태를 유지한 채 손가락을 가쪽으로
미끄러지듯이 누르면서 근육의 상태를 손
으로 느껴본다.

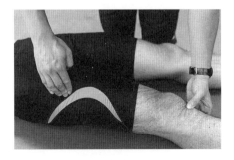

넙다리 앞면의 근육 중에서 골반의 위앞엉덩뼈가시[상전장골극]에 붙는 근육으로는 넙다리빗근[봉공근]이 있다. 이 근육은 무릎관절의 굽힘 동작에 관여한다. 몸속의 얕은 층에 있으므로, 언뜻 봐서는 스트레칭하기가 수월하리라고 생각할 수 있다. 하지만 근육이 곡선을 그리면서 뻗어나가거나 아주 가늘어서 실제로 마사지하기가 까다롭고, **스트레칭도 다른 근육을 건드리지 않고 시술하려면 나름대로 기술이 필요하다.**

넙다리빗근은 근력을 강화하기도 어렵다. 안면이 있는 보디빌더에게 물었더니 "근육을 개별로 단련할 수 있을지 어떨지는 기술적이라기보다는 타고난 골격이나 그 사용법에 따라 정해집니다. 아무리 노력해도 좋은 몸매를 만들지 못하는 선수도 있어요"라고 대답했다. 보디빌딩을 하는 이들을 관찰하거나 어떻게 몸을 단련하는지 묻는 것은 근육을 학습하는 치료사에게 대단히 중요하고 흥미로운 일이다.

넙다리빗근[봉공근]
Sartorius

넙다리의 앞면 가운데 가장 얕은 층에 있으며, 우리 몸에서 제일 긴 근육입니다. 2관절근이며, 끝 부위에서는 거위발을 형성해요!

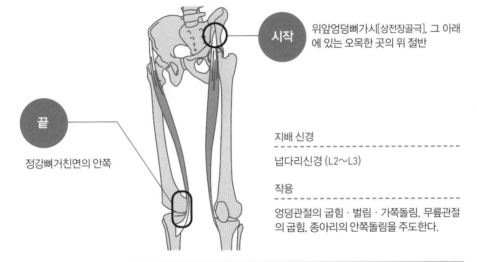

시작　위앞엉덩뼈가시[상전장골극], 그 아래에 있는 오목한 곳의 위 절반

끝

정강뼈거친면의 안쪽

지배 신경

넙다리신경 (L2~L3)

작용

엉덩관절의 굽힘 · 벌림 · 가쪽돌림, 무릎관절의 굽힘, 종아리의 안쪽돌림을 주도한다.

근육을 찾아보자!

1 전체 모습을 파악한다
골반의 가쪽에서 안쪽으로 비스듬히 아래로 뻗어 있는 근육을 확인하자.

2 근육을 손으로 만져서 진찰한다
거위발에 합류하기 직전의 부위는 손으로 만지기가 쉬우므로 손가락으로 집어올리듯이 만져본다.

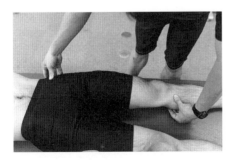

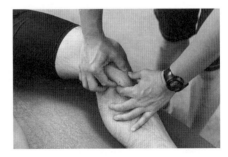

넙다리 뒷면 근육은 뭉뚱그려서 '허벅지 뒷근육'이라고도 부르지만, 실제로는 각기 다른 구실을 맡고 있다. '항중력근(抗重力筋. 중력 방향에 대항하여 직립 자세를 유지하기 위해 작용하는 근육군)'이라는 단어를 이미 알고 있는 독자도 있겠으나, 허벅지 근육 중에서도 **넙다리두갈래근[대퇴이두근]**이 항중력근으로서 자세 유지에 가장 크게 이바지한다. 더욱이 **반힘줄근[반건양근]**은 정강뼈의 앞면에서 '거위발'을, **반막근[반막양근]**은 그 아래에서 거위발에 싸이는 형태로 '깊은거위발[심아족]'을 형성해서 무릎의 굽힘에 기여한다. 무릎을 굽히고 펴는 동작을 많이 하는 운동선수라면 이 부위에 통증이 생기는 '거위발건염(腱炎)', 즉 아족염(鵞足炎)을 잘 알 것이다.

모음근군이나 넙다리네갈래근의 위치 관계를 잘 파악하지 못하는 치료사들도 많은데, 넙다리의 단면도를 관찰하고 손으로 진찰하는 것을 반복함으로써 감각을 익힐 수 있다. 미세한 근육을 하나하나 이해하면 시술도 세밀하게 접근할 수 있게 된다.

184~187쪽에서는 언뜻 봐서 같은 부위인 것 같아도 펴는 각도를 미묘하게 바꿈으로써 표적이 되는 근육을 바꿔나가는 스트레칭을 소개한다.

넙다리두갈래근[대퇴이두근]
Biceps femoris

> 엉덩관절의 안정성을 유지하여 골반의 앞기울기를 조절합니다. 2관절근으로서 무릎의 굽힘보다도 엉덩관절의 폄에 더 크게 이바지하죠!

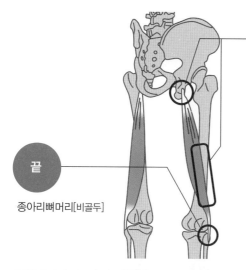

시작

- **긴갈래:** 궁둥뼈결절, 반힘줄근[반건양근]과 공통으로 갈래를 만드는 엉치결절인대[천결절인대]
- **짧은갈래:** 거친선 가쪽 가장자리의 중앙 1/3

끝

종아리뼈머리[비골두]

지배 신경

- **긴갈래:** 정강신경(L5~S1)
- **짧은갈래:** 온종아리신경(L5~S1)

작용

- **엉덩관절(긴갈래):** 관절을 펼 때와 똑바로 설 때 골반을 안정화한다.
- **무릎관절:** 굽힘, 가쪽돌림을 주도한다.

근육을 찾아보자!

1 전체 모습을 파악한다
근육이 궁둥뼈결절에서 가쪽으로 뻗어 있는 상태를 확인하자.

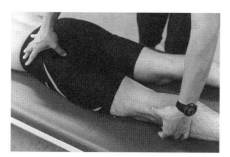

2 근육을 손으로 만져서 진찰한다
무릎관절을 굽힌 후 손목을 써서 밀가루 반죽을 밀듯이 근육을 가쪽으로 눌러보자.

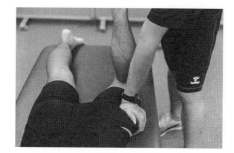

반힘줄근[반건양근]
Semitendinosus

> 글자 그대로 근육의 아랫부분이 가늘고 긴 힘줄로 돼 있어요. 근섬유가 길쭉하게 생겼으며, 단거리 육상 선수에게서 발달한 근육을 볼 수 있어요!

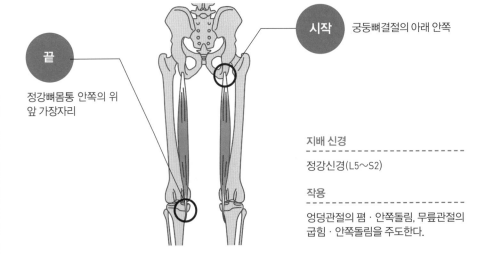

끝
정강뼈몸통 안쪽의 위 앞 가장자리

시작
궁둥뼈결절의 아래 안쪽

지배 신경
- -
정강신경(L5~S2)

작용
- -
엉덩관절의 폄·안쪽돌림, 무릎관절의 굽힘·안쪽돌림을 주도한다.

근육을 찾아보자!

1 전체 모습을 파악한다
반힘줄근의 끝 부위에는 거위발이 만들어져 있으므로 이를 확인하자.

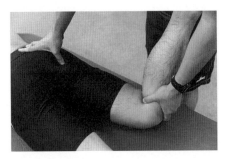

2 근육을 손으로 만져서 진찰한다
근막이 있는 넙다리의 윗부분을 손목으로 누르면서 안쪽에 힘을 가해보자.

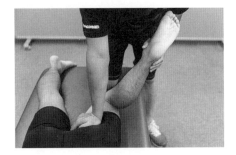

넙다리 단면도(오른다리)

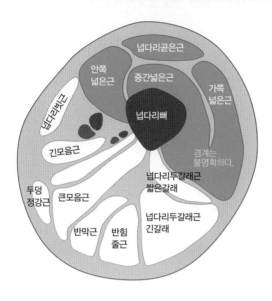

넙다리곧은근

안쪽
넓은근

중간넓은근

가쪽
넓은근

넙다리뼈

넙다리빗근

긴모음근

경계는
불명확하다.

두덩
정강근

큰모음근

넙다리두갈래근
짧은갈래

반막근

반힘
줄근

넙다리두갈래근
긴갈래

무릎뼈[슬개골]로부터 위로 15~20cm 정도 올라간 곳의 단면도다. 중간넓은근과 가쪽넓은근의 비율이 높다. 무릎뼈에서 위로 5~10cm 정도 떨어진 부위까지 내려가면 중간넓은근과 가쪽넓은근의 비율이 줄어들고 안쪽넓은근의 비율이 높아진다.

거위발건염(아족염)이란 무엇인가?

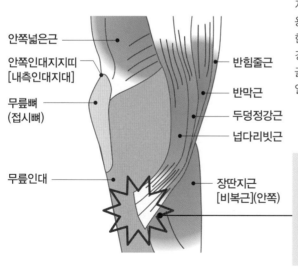

안쪽넓은근

안쪽인대지지띠
[내측인대지대]

무릎뼈
(접시뼈)

무릎인대

반힘줄근

반막근

두덩정강근

넙다리빗근

장딴지근
[비복근](안쪽)

지나친 부하, 과다 사용, 준비운동이 부족한 상태에서의 운동 경기, X형 다리 등의 골격 이상이 염증을 일으킨다.

3개의 근육이 정강뼈에 붙어 있는 모습이 거위의 발과 닮았다고 해서 '거위발'이라고 불린다.

넙다리의 피로 개선에 효과적인 스트레칭

넙다리(넓적다리) 스트레칭

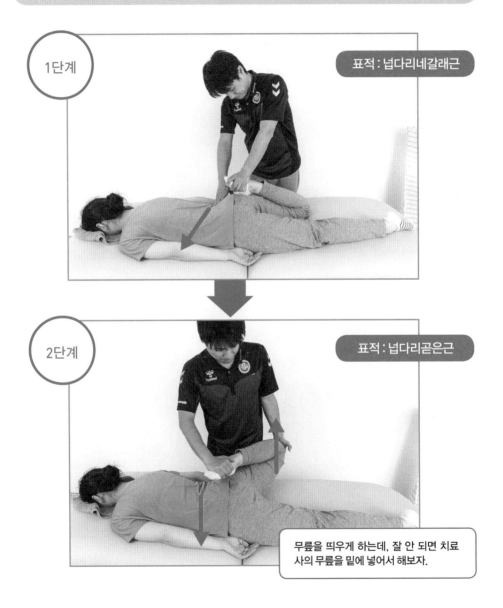

1단계 — 표적 : 넙다리네갈래근

2단계 — 표적 : 넙다리곧은근

무릎을 띄우게 하는데, 잘 안 되면 치료사의 무릎을 밑에 넣어서 해보자.

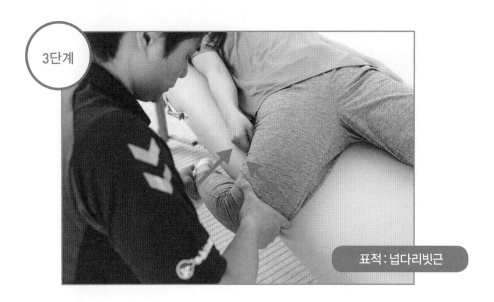

3단계

표적 : 넙다리빗근

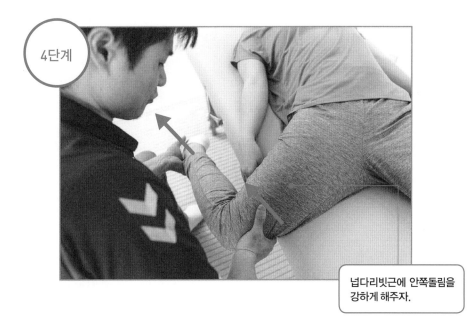

4단계

넙다리빗근에 안쪽돌림을
강하게 해주자.

허벅지 뒷근육(윗부분) 3방향

왼다리 시술 편	오른다리 시술 편

정면

무릎은 가볍게 굽힌다.

가쪽으로

손을 바꿔가면서 큰돌기를 스트레칭한다.

안쪽으로

허벅지 뒷근육(아랫부분) 3방향

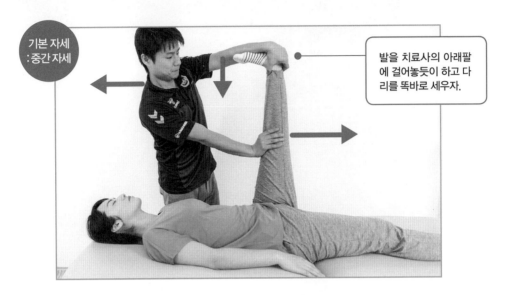

기본 자세
:중간 자세

발을 치료사의 아래팔에 걸어놓듯이 하고 다리를 똑바로 세우자.

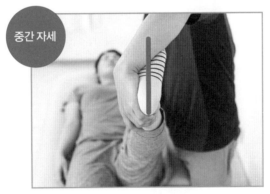

중간 자세

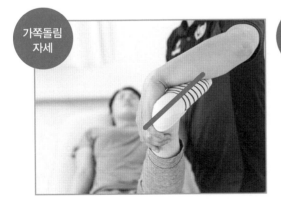

가쪽돌림
자세

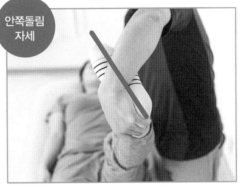

안쪽돌림
자세

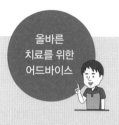

운동도 균형 있게 해야
효과가 있다

　무릎 통증이든 엉덩관절 통증이든 일반 고객의 시술 과정에서는 고객에게 운동이나 체조를 하는 것이 좋다고 권할 때가 더러 있다. 물론 시술도 효과가 있지만, 몸의 조직을 강화하거나 안정시키는 데는 운동이 지름길이 될 수 있다. 그러나 그렇게 권유받고서도 대부분은 좀처럼 실행하지 못하는 것이 현실이다.

　반면, 늘 몸을 격렬하게 움직이는 운동선수에게는 당분간 몸을 쉬어주라는 권유를 해야 할 필요가 생긴다. 일반인에게는 "운동하세요"라고 하는데, 매일같이 운동을 하는 선수에게는 "운동하지 마세요"라고 하는 것이다. 나 자신도 이런 상황이 조금 모순적이라고 생각하지만, 이것도 균형의 문제이다.

　보디빌딩 선수가 몸을 만들고 그 몸을 유지하자면 웬만한 노력으로는 부족하다. 훈련은 물론이고 식사와 영양 조절도 강도 높게 하기에, 시기에 따라서는 몸을 불편하게 할 수 있다. 게다가 우람한 근육이 모든 스포츠에 필요한가 하면, 경기 종목에 따라 다르겠지만, 반드시 그렇지는 않다.

그리고 도저히 건강체라고 말할 수 없는 체격인데도 전혀 불편한 데가 없는 사람도 있다. 일본의 스모 선수는 겉보기에 몸이 뚱뚱하지만, 그 지방의 밑에는 근육이 탄탄하게 만들어져 있어서 커다란 몸통을 안정적으로 떠받치고 있다.

　　우리 치료사들은 시술 전에 "고객이 어떠한 상황에서 활동하고, 그런 활동에는 어떤 몸이 필요할까?"에 대한 답을 먼저 찾아내야 한다. 결코 눈에 비친 모습만으로 고객의 상태를 판단해선 안 된다.

> ## 고객의 몸 상태를
> ## 겉모습만 보고 단정하지 말자!

제8장

무게중심이
뒤에 있는 사람은
종아리 앞면이
피로해지기 쉬워요!

종아리의 피로 개선

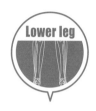

8-1
종아리가 피로해지는 이유

"자다가 장딴지에 쥐가 나서 깼다"라는 말을 들은 적이 있을 것이다. 이런 현상을 정확히는 **'근육 경련'**이라고 하는데, 근육의 대사가 불균형해짐으로써 강한 수축이 일어나는 것이다. 근육이 강하게 수축하기에 **근육을 펴주는 것, 즉 스트레칭으로 대처해야 한다.**

쥐가 잘 나는 사람을 보면 잠자거나 운동할 때, 그리고 아침에 일어났을 때 등 대체로 일정한 상황에서 근육 경련이 자주 일어난다. 나는 때때로 "쥐가 나는 시기를 예상해 미리 스트레칭해놓으면 경련을 예방하거나 그 정도를 가볍게 할 수 있습니다"라고 고객에게 조언한다.

종아리 부위에서는 아킬레스힘줄염[건염] 등의 **과다 사용 증후군**에 시달리거나, 앞면에 위치하는 **앞정강근[전경골근]** 등에 피로를 느끼는 이들도 많다. 이 내용은 각 근육을 설명하면서 다룰 예정이다.

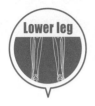

8-2
발관절의 발등굽힘과 발바닥굽힘,
안쪽번짐과 가쪽번짐, 모음과 벌림

Lower leg

　종아리의 근육은 무릎관절 및 발가락의 관절에 관여하지만, 제일 기여도가 높은 발목의 움직임을 살펴보자.

　발관절은 관절의 분류상 '나선(螺線)관절'에 해당한다. 단순히 굽히고 펴는 동작인 발등굽힘[배굴], 발바닥굽힘[저굴] 외에 비스듬히 또는 옆으로 움직일 수도 있다. 그렇게 복잡한 동작을 취하기 위해서 여러 개의 근육이 뒤섞여 있기에 아래팔처럼 이해하기가 상당히 어려운 부위다.

　발관절에는 몸무게 전체가 실리므로 안정성 유지가 매우 중요한데, 이 일을 맡고 있는 것이 '인대'다. 물론 인대가 있는 곳이 여기만은 아니지만, 유난히 가느다란 인대가 많다는 점이 발관절의 특징이기도 하다. 넓은 가동범위를 지닌 근육과, 강인한 안정성을 유지하는 인대가 조직적으로 서로 협조해서 이루어진 부위가 이 관절이다.

이번에 설명할 근육은 흔히 '정강이'라고 일컬어지는 종아리 앞면에 있는 근육들이다. 보통은 뒷면의 종아리에 불편이 많이 생긴다고들 하는데, 종아리 앞면이 경련과 근육통을 일으키는 사례도 더러 있다.

그 원인으로 나는 무게중심을 꼽는다. 예를 들어, 똑바로 선 자세에서 발꿈치 쪽으로 무게중심을 옮기면 발가락이 뜨는 듯한 느낌이 들지 않는가? 이럴 때 뒤로 넘어지지 않기 위해 정강이 근육에 힘이 들어가는 것을 느낀 적이 있을 것이다. **그래서 '무게중심이 뒤에 있는' 사람은 종아리의 앞면이 피곤해지는 경향을 보인다.**

무게중심이 뒤로 가는 까닭은 다양하지만, 대표적인 원인은 골반의 뒤기욺이다. 바로 선 상태에서 원숭이처럼 허리를 앞으로 숙이고 궁둥이가 튀어나오는 자세를 만들면 분명히 무게중심이 앞에 있게 된다. 그것과 반대로 골반이 뒤로 기울어졌다는 건 무게중심이 뒤에 있음을 말해준다.

'골반의 뒤로 기울어짐(뒤기욺)'이 의심될 때

- 양 발꿈치를 바닥에 댄 채 앉으려다가는 뒤로 넘어지고 만다.
- 뒷근육이 단단해서 앞으로 굽힐 수가 없다.
- 신발 뒤꿈치가 비정상적으로 빨리 닳는다.
- 나이가 많아지거나 운동이 부족하면 새우등이 된다.

앞정강근[전경골근]
Tibialis anterior

발관절의 발등굽힘을 행하는 근육 중에서 가장 힘이 센 근육이에요. 이 근육이 마비되면 발꿈치가 바닥에 닿지 않는 질환인 첨족(尖足)이 생겨요!

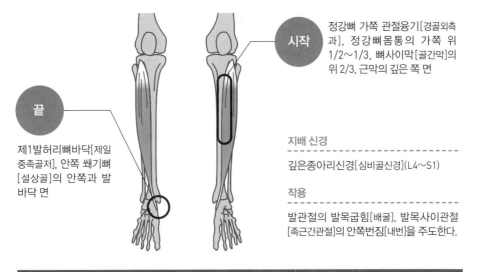

시작

정강뼈 가쪽 관절융기[경골외측과], 정강뼈몸통의 가쪽 위 1/2~1/3, 뼈사이막[골간막]의 위 2/3, 근막의 깊은 쪽 면

끝

제1발허리뼈바닥[제일중족골저], 안쪽 쐐기뼈[설상골]의 안쪽과 발바닥 면

지배 신경

깊은종아리신경[심비골신경](L4~S1)

작용

발관절의 발목굽힘[배굴], 발목사이관절[족근간관절]의 안쪽번짐[내번]을 주도한다.

근육을 찾아보자!

1 전체 모습을 파악한다
끝 부위가 엄지발가락 쪽이므로 근육이 비스듬하게 뻗어 있다는 점을 확인하자.

2 근육을 손으로 만져서 진찰한다
힘을 주어서 발관절의 발등굽힘을 하게 하여 드러난 근육을 손으로 만져보자.

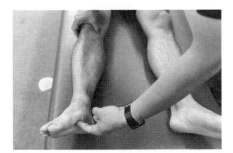

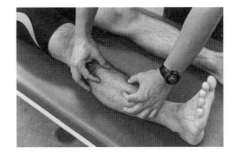

긴발가락폄근[장지신근]

Extensor digitorum longus

> 발관절의 발등굽힘 근육과 발바닥굽힘 근육의 균형을 유지해요. 아랫부분의 일부에서는 가지가 갈라져 나가는데 이를 셋째종아리근[제삼비골근]이라고 부르지요!

끝

제2~5발가락의 중간마디뼈
[중절골]와 끝마디뼈[말절골]

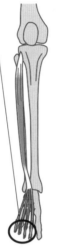

시작

정강뼈 가쪽 관절융기, 종아리뼈몸통[비골체] 앞면 윗부분 3/4, 뼈사이근막의 윗부분, 근막의 깊은 쪽 면, 긴발가락폄근과 안쪽의 앞정강근[전경골근] 사이의 근육사이막[근간중격]

* MP관절(metacarpophalangeal joint):
  발허리발가락관절[중족지관절]이라고
  도 하며, 발허리뼈[중족골]와 첫마디뼈
  가 이루는 관절을 말한다.

* IP관절(interphalangeal joint): 발가락
  뼈사이관절[족지절간관절]이라고도 하
  며, 발가락의 마디뼈 사이에 형성돼 있
  고, 손발 모두 엄지에는 1개, 다른 손·
  발가락에는 2개가 있다.

지배 신경

깊은종아리신경[심비골신경](L4~S1)

작용

제2~5발가락의 MP관절*, IP관절*의
폄, 발목관절[거퇴관절]의 폄, 목말뼈밑관
절[거골하관절]의 엎침[회내]을 주도한다.

근육을 찾아보자!

1 근육의 수축을 확인한다
발가락을 펴도록 힘을 주게 한 뒤 드러나는
힘줄을 확인하자.

2 근육을 손으로 만져서 진찰한다
1의 상태에서 움직이는 긴발가락폄근의 불
룩한 부분을 만져보자. 앞정강근도 당연히
움직인다.

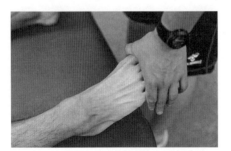

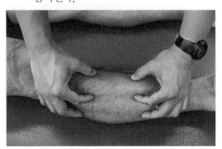

이번에는 종아리 뒷면 근육을 보자. 종아리 뒷면, 즉 **장딴지 근육의 특징은 장딴지근[비복근]과 가자미근[평목근, 장딴지근이 바깥쪽과 안쪽으로 갈라져 있기에 정확히는 3개임]이 최종적으로 하나로 합해져서 아킬레스힘줄을 형성한다는 점이다.** 그리고 그 모양이나 뻗어 있는 상태로부터 받는 느낌과 달리, 각각 독립적인 역할을 맡고 있다는 것이 대단히 흥미로운 점이다.

예를 들어, 장딴지근은 시작 부위가 넙다리뼈이기에 무릎의 굽힘에 한몫하는 한편, 가자미근은 그 형태에 걸맞게 발목 안정에 관여한다. 더욱이 **3개의 근육(합쳐서 장딴지세갈래근이라고도 한다)이 협조하면 항중력근으로서의 기능을 발휘하게 된다**(200쪽 참조). 앞에서도 지목한, 밤중에 쥐가 나기도 하고 운동 중에 근육이 아프기도 한 이유는 우리가 땅을 힘차게 밟을 수 있게끔 항중력근이 항상 작용해주는 데 있다.

이렇게 작용하는 것은 장딴지세갈래근[하퇴삼두근]뿐만이 아니다. 목의 목빗근, 등의 등세모근, 궁둥이의 큰볼기근 등 앞서 설명한 근육들도 그러하다. 우리 몸이 받는 중력을 짐작해봐도 이들 근육의 구실이 매우 중요하다는 것을 알 수 있다.

장딴지근[비복근]
Gastrocnemius

흔히 말하는 '장딴지'를 이루는 2관절근이에요. 수축력이 빠르고 강한 속근(速筋)섬유가 많아서 근섬유가 끊어지거나 쥐가 나는 것으로 유명하지요!

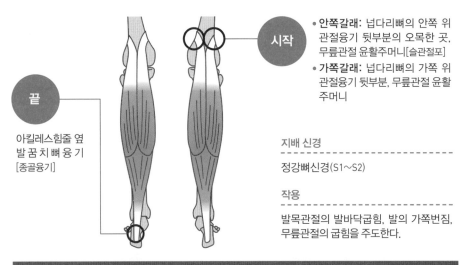

시작

- **안쪽갈래:** 넙다리뼈의 안쪽 위 관절융기 뒷부분의 오목한 곳, 무릎관절 윤활주머니[슬관절포]
- **가쪽갈래:** 넙다리뼈의 가쪽 위 관절융기 뒷부분, 무릎관절 윤활 주머니

끝

아킬레스힘줄 옆 발꿈치뼈융기 [종골융기]

지배 신경

정강뼈신경(S1~S2)

작용

발목관절의 발바닥굽힘, 발의 가쪽번짐, 무릎관절의 굽힘을 주도한다.

근육을 찾아보자!

1 안쪽갈래를 확인한다
안쪽갈래에서 근섬유가 끊어지는 일이 일어나기 쉽다는 점을 근육의 크기를 통해서도 알 수 있다.

2 가쪽갈래를 확인한다
가쪽은 대부분의 경우 안쪽보다 덜 발달해 있다.

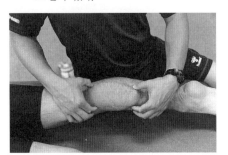

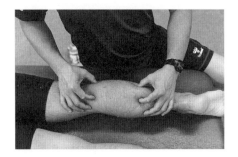

가자미근[평목근]
Soleus

장딴지근과 함께 인체에서 가장 강력한 아킬레스힘줄을 형성합니다. 근섬유가 상당히 짧기 때문에 크기에 비해 힘이 세지요!

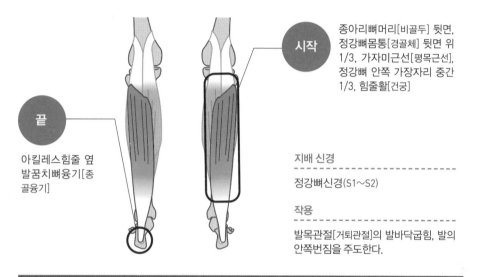

시작

종아리뼈머리[비골두] 뒷면, 정강뼈몸통[경골체] 뒷면 위 1/3, 가자미근선[평목근선], 정강뼈 안쪽 가장자리 중간 1/3, 힘줄활[건궁]

끝

아킬레스힘줄 옆 발꿈치뼈융기[종골융기]

지배 신경
- - - - - - - - - - - - - - - - - - - -
정강뼈신경(S1~S2)

작용
- - - - - - - - - - - - - - - - - - - -
발목관절[거퇴관절]의 발바닥굽힘, 발의 안쪽번짐을 주도한다.

근육을 찾아보자!

1 전체 모습을 파악한다
가자미근은 단 하나로 이루어진 관절근이며, 시작 부위는 무릎관절의 아래부터다.

2 근육을 손으로 확인한다
정강이뼈와 장딴지근 사이를 미끄러져 내려가듯이 손으로 만지면서 진찰한다.

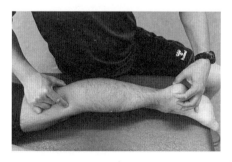

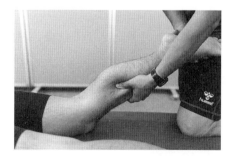

이상적인 자세의 점검 부위와 항중력근

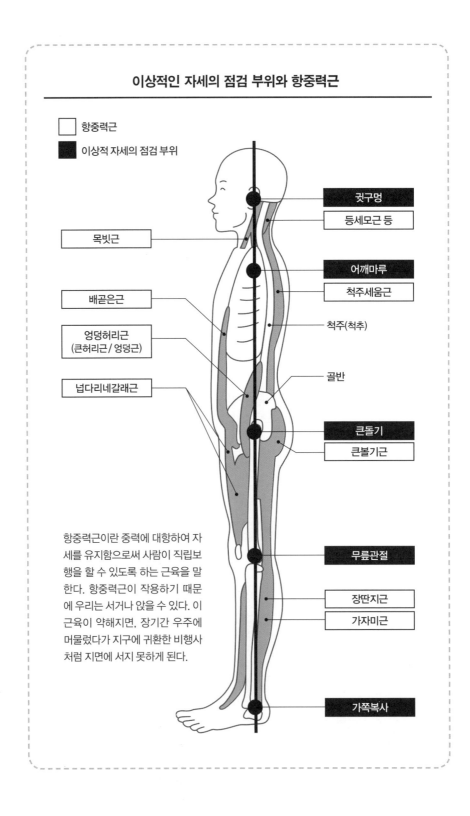

- □ 항중력근
- ■ 이상적 자세의 점검 부위

귓구멍

등세모근 등

목빗근

어깨마루

척주세움근

배곧은근

척주(척추)

엉덩허리근
(큰허리근 / 엉덩근)

골반

넙다리네갈래근

큰돌기

큰볼기근

항중력근이란 중력에 대항하여 자세를 유지함으로써 사람이 직립보행을 할 수 있도록 하는 근육을 말한다. 항중력근이 작용하기 때문에 우리는 서거나 앉을 수 있다. 이 근육이 약해지면, 장기간 우주에 머물렀다가 지구에 귀환한 비행사처럼 지면에 서지 못하게 된다.

무릎관절

장딴지근

가자미근

가쪽복사

종아리의 피로 개선에 효과적인 스트레칭

종아리의 스트레칭

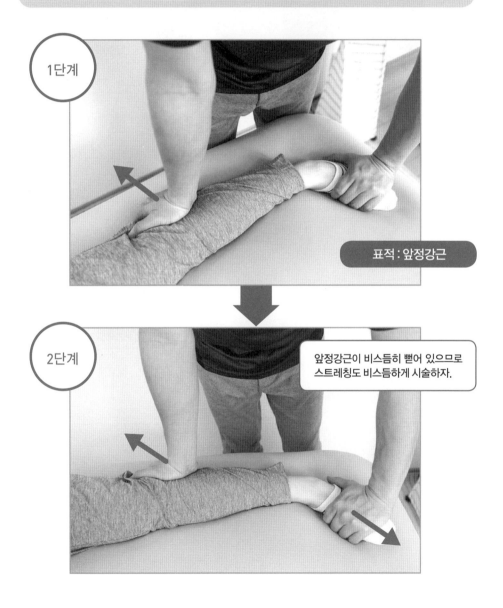

1단계

표적 : 앞정강근

2단계

앞정강근이 비스듬히 뻗어 있으므로
스트레칭도 비스듬하게 시술하자.

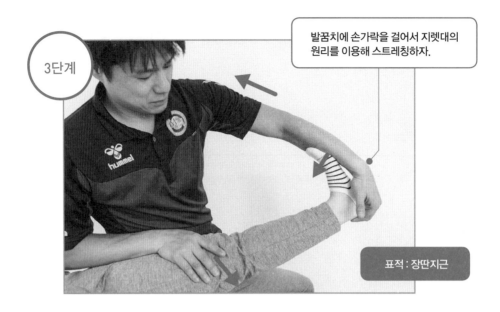

3단계

발꿈치에 손가락을 걸어서 지렛대의 원리를 이용해 스트레칭하자.

표적 : 장딴지근

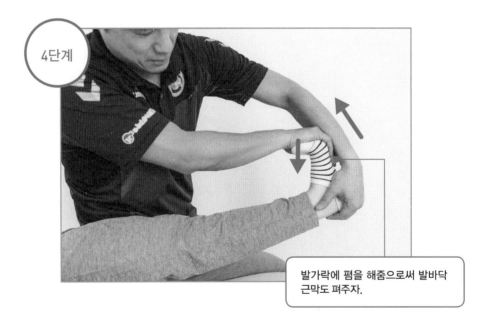

4단계

발가락에 폄을 해줌으로써 발바닥 근막도 펴주자.

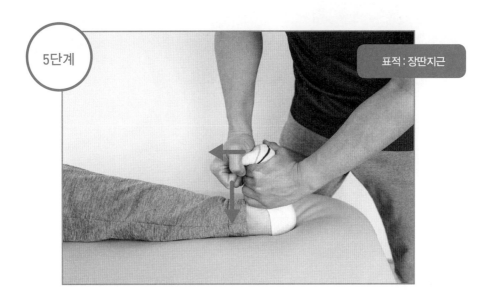

5단계

표적 : 장딴지근

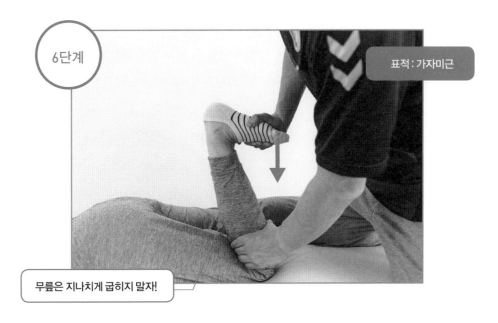

6단계

표적 : 가자미근

무릎은 지나치게 굽히지 말자!

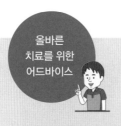
움직임은 근육 외에
뼈, 인대 등도 관여한다

나는 학창 시절에 축구에 몰두했는데, 대학을 다닐 때 경기 중에 심한 염좌(捻挫. 갑작스러운 충격으로 근육이 상한 것)가 생겨서 한 스포츠 정형외과에서 검사를 받은 적이 있다. 그때의 일이 아직도 기억에 남는다. 당시의 의사는 "염좌는 별것 아니지만 '축구 선수의 발목(Footballer's ankle)'이 될까봐 신경이 쓰여요"라고 했다.

'축구 선수의 발목'이란 뼈가 아직 덜 자란 성장기에 격렬한 운동으로 몸에 부담을 지움으로써 뼈가 가시 모양으로 변한 상태를 말한다. 내 엑스레이 사진에는 정강뼈에도 종아리뼈에도, 심지어 목말뼈[거골]에도 가시 모양의 변형이 여러 개 있었다.

그러자 그때까지 품고 있었던 인생의 수수께끼 하나가 풀렸다. 나는 발목이 굳어 있어서 쭈그려 앉기를 할 수 없었다. 아킬레스힘줄이 단단하다는 둥 관절의 배열이 나쁘다는 둥 여러 지적을 받고서 다양한 시도를 해봤지만 모두 허사였다. 그 당시 의사에게 어떻게 하면 좋을지를 물었더니 "이런 변형으로 그렇게 앉는 것은 불가능해요. 이 상태로 축구를 계속 하고 싶다면 뼈를 깎아내는 수술을 하는 게 좋아요"라는 대답이 돌아왔다.

이 책에서 '몸의 움직임'에 관해 살펴왔는데, **움직임이 제한되는 이유가 반드시 근육에만 있는 것이 아니고 뼈·인대·연부조직(연한 부위)과 같이 스트레칭으로는 효과를 내기가 힘든 부분에도 있다**는 점을 기억해두자. 그런 점에서, 인체는 사람마다 다르며 자연의 산물이라는 사실을 다시 인식하게 된다.

대자연이 우리를 만들었다.

"치료사는 왜 존재하는가?"

'평균수명'과 '건강수명'이라는 말을 들어봤을 것이다. 전자는 실제 수명을 말하며, 후자는 질병 없이 건강하게 지낼 수 있는 수명을 가리킨다. 누구나 이 차이를 줄이고 싶겠지만, 일본인의 평균수명은 2010년에 82.93세, 6년 후인 2016년에는 84.06세로 순조롭게 늘어났다. 그러나 건강수명은 동년도 비교로 72.02세에서 73.47세로 미미하게 늘어났다. 요컨대, 의학의 발달로 수명 자체는 증가하지만, 건강하게 살 수 있는 기간은 해마다 감소하는 것이다.

유도의 정복사(整復師. 부러지거나 빠진 뼈를 본디로 돌리는 전문가)로 이 업계에 들어온 나는 경력 10년이 지날 무렵에 '치료사(therapist)'라는 직업을 가지면서 가슴이 떨릴 정도로 감명받았던 기억이 난다. 왜냐하면 고객의 건강을 유지하기 위해 정기적으로 그들을 손으로 만져서 시술할 수 있는 사람은 의사가 아닌 치료사이기 때문이다.

치료사로서 지식과 기술 수준을 높이면 틀림없이 세계의 건강수명이 늘어난다고 확신한다. 그래서 요즈음 "치료사를 선망(羨望)의 직업으로 만들자!"라는 구호를 내세우면서 얼마 전에 '가라다 주쿠(からだ塾. 몸 학원) 온라인 대학'을 설립, 지식·기술·경영 등 여러 방면에서 업계의 사회적 지위를 향상시키기 위해 활동하고 있다.

만약 이 책을 읽고 있는 여러분이 치료사라면 그것은 축복이다. 그 이유는 수많은 직업 중에서 이 일을 선택했고, 치료사로서 성장하면 할수록 도움을 받는 사람들이 늘어나 의료 종사자들의 부담을 줄여줄 수 있기 때문이다. 대단한 일이지 않은가!

앞으로는 고객으로부터 신뢰받고, 그들의 마음을 사로잡는 능력이 있는 치료사가 살아남는다. 그러한 치료사가 되는 데 이 책이 조금이라도 도움이 되었으면 한다. 다시 만날 수 있기를…….

_ 우에하라 다케시

옮긴이 _ 배영진

번역가 배영진은 부산대학교를 졸업하였다. 젊은 시절에는 육군본부 통역장교(R.O.T.C)로 복무하면서 번역의 묘미를 체험하였다.

삼성그룹에 입사하여 중역으로 퇴임할 때까지 23년간 일본 관련 업무를 맡았으며, 그중 10년간의 일본 주재원 생활은 그의 번역가 인생에 크게 영향을 미쳤다.

요즈음은 일본어 전문 번역가로서 독자에게 유익한 일본 도서를 기획 / 번역하고 있다.

주요 역서로는 《장뇌력》, 《초간단 척추 컨디셔닝》, 《5목을 풀어주면 기분 나쁜 통증이 사라진다》, 《단백질이 없으면 생명도 없다》, 《아이 두뇌, 먹는 음식이 90%다》, 《고혈압 신상식》, 《암의 역습》 등이 있다.

해부생리학에 기초한 스트레칭 마스터

초판 1쇄 발행 | 2022년 12월 9일
초판 2쇄 발행 | 2024년 11월 8일

지은이 | 우에하라 다케시
감수 | 이시이 나오카타
옮긴이 | 배영진
펴낸이 | 강효림

편집 | 곽도경
디자인 | 채지연

종이 | 한서지업(주)
인쇄 | 한영문화사

펴낸곳 | 도서출판 전나무숲 檜林
출판등록 | 1994년 7월 15일 · 제10-1008호
주소 | 10544 경기도 고양시 덕양구 으뜸로 130 위프라임트윈타워 810호
전화 | 02-322-7128
팩스 | 02-325-0944
홈페이지 | www.firforest.co.kr
이메일 | forest@firforest.co.kr

ISBN | 979-11-88544-92-9 (13510)